智能健康和养老

宋剑勇　牛婷婷　编著

科学技术文献出版社
SCIENTIFIC AND TECHNICAL DOCUMENTATION PRESS
·北京·

图书在版编目（CIP）数据

智能健康和养老 / 宋剑勇，牛婷婷编著. —北京：科学技术文献出版社，2020.9（2024.2重印）

（新一代人工智能2030全景科普丛书 / 赵志耘总主编）

ISBN 978-7-5189-6946-3

Ⅰ. ①智… Ⅱ. ①宋… ②牛… Ⅲ. ①人工智能—应用—医疗卫生服务—研究—中国 ②人工智能—应用—养老—社会服务—研究—中国 Ⅳ. ① R199.2-39 ② D669.6-39

中国版本图书馆 CIP 数据核字（2020）第 134326 号

智能健康和养老

策划编辑：崔　静　责任编辑：王　培　责任校对：张吲哚　责任出版：张志平

出 版 者	科学技术文献出版社
地　　　址	北京市复兴路15号　　邮编　100038
编 务 部	（010）58882938，58882087（传真）
发 行 部	（010）58882868，58882870（传真）
邮 购 部	（010）58882873
官 方 网 址	www.stdp.com.cn
发 行 者	科学技术文献出版社发行　全国各地新华书店经销
印 刷 者	北京虎彩文化传播有限公司
版　　　次	2020 年 9 月第 1 版　2024 年 2 月第 5 次印刷
开　　　本	710×1000　1/16
字　　　数	171千
印　　　张	12.75
书　　　号	ISBN 978-7-5189-6946-3
定　　　价	58.00元

总　序

　　人工智能是指利用计算机模拟、延伸和扩展人的智能的理论、方法、技术及应用系统。人工智能虽然是计算机科学的一个分支，但它的研究跨越计算机学、脑科学、神经生理学、认知科学、行为科学和数学，以及信息论、控制论和系统论等许多学科领域，具有高度交叉性。此外，人工智能又是一种基础性的技术，具有广泛渗透性。当前，以计算机视觉、机器学习、知识图谱、自然语言处理等为代表的人工智能技术已逐步应用到制造、金融、医疗、交通、安全、智慧城市等领域。未来随着技术不断迭代更新，人工智能应用场景将更为广泛，渗透到经济社会发展的方方面面。

　　人工智能的发展并非一帆风顺。自1956年在达特茅斯夏季人工智能研究会议上人工智能概念被首次提出以来，人工智能经历了20世纪50—60年代和80年代两次浪潮期，也经历过70年代和90年代两次沉寂期。近年来，随着数据爆发式的增长、计算能力的大幅提升及深度学习算法的发展和成熟，当前已经迎来了人工智能概念出现以来的第三个浪潮期。

　　人工智能是新一轮科技革命和产业变革的核心驱动力，将进一步释放历次科技革命和产业变革积蓄的巨大能量，并创造新的强大引擎，重构生产、分配、交换、消费等经济活动各环节，形成从宏观到微观各领域的智能化新需求，催生新技术、新产品、新产业、新业态、新模式。2018年麦肯锡发布的研究报告显示，到2030年，人工智能新增经济规模将达13万亿美元，其对全球经济增长的贡献可与其他变革性技术如蒸汽机相媲美。近年来,世界主要发达国家已经把发展人工智能作为提升其国家竞争力、维护国家安全的重要战略,并进行针对性布局,力图在新一轮国际科技竞争中掌握主导权。

德国 2012 年发布十项未来高科技战略计划,以"智能工厂"为重心的工业 4.0 是其中的重要计划之一,包括人工智能、工业机器人、物联网、云计算、大数据、3D 打印等在内的技术得到大力支持。英国 2013 年将"机器人技术及自治化系统"列入了"八项伟大的科技"计划,宣布要力争成为第四次工业革命的全球领导者。美国 2016 年 10 月发布《为人工智能的未来做好准备》《国家人工智能研究与发展战略规划》两份报告,将人工智能上升到国家战略高度,为国家资助的人工智能研究和发展划定策略,确定了美国在人工智能领域的七项长期战略。日本 2017 年制定了人工智能产业化路线图,计划分 3 个阶段推进利用人工智能技术,大幅提高制造业、物流、医疗和护理行业效率。法国 2018 年 3 月公布人工智能发展战略,拟从人才培养、数据开放、资金扶持及伦理建设等方面入手,将法国打造成在人工智能研发方面的世界一流强国。欧盟委员会 2018 年 4 月发布《欧盟人工智能》报告,制订了欧盟人工智能行动计划,提出增强技术与产业能力,为迎接社会经济变革做好准备,确立合适的伦理和法律框架三大目标。

党的十八大以来,习近平总书记把创新摆在国家发展全局的核心位置,高度重视人工智能发展,多次谈及人工智能重要性,为人工智能如何赋能新时代指明方向。2016 年 8 月,国务院印发《"十三五"国家科技创新规划》,明确人工智能作为发展新一代信息技术的主要方向。2017 年 7 月,国务院发布《新一代人工智能发展规划》,从基础研究、技术研发、应用推广、产业发展、基础设施体系建设等方面提出了六大重点任务,目标是到 2030 年使中国成为世界主要人工智能创新中心。截至 2018 年年底,全国超过 20 个省市发布了 30 余项人工智能的专项指导意见和扶持政策。

当前,我国人工智能正迎来史上最好的发展时期,技术创新日益活跃、产业规模逐步壮大、应用领域不断拓展。在技术研发方面,深度学习算法日益精进,智能芯片、语音识别、计算机视觉等部分领域走在世界前列。2017—2018 年,中国在人工智能领域的专利总数连续两年超过了美国和日本。在产业发展方面，截至 2018 年上半年，国内人工智能企业总数达 1040 家，位居世界第二，在智能芯片、计算机视觉、自动驾驶等领域，涌现了寒武纪、旷视等一批独角兽企业。在应用领域方面，伴随着算法、算力的不断演进和提升，越来越多的产品和应用落地，比较典型的产品有语音交互类产品（如智能音箱、智能语音助理、智能车载系统等）、智能机器人、无人机、无人驾驶汽车等。人工智能的应用范围则更加广泛，目前已经在制造、医疗、金融、教育、安防、商业、智能家居等多个垂直领域得到应用。总体来说，目前我国在开发各种人工智能应用方面发展非常迅速，但在基础研究、原创成果、顶尖人才、技术生态、基础平台、标准规范等方面，距离世界领先水平还存在明显差距。

1956 年，在美国达特茅斯会议上首次提出人工智能的概念时，互联网还没有诞生；今天，新一轮科技革命和产业变革方兴未艾，大数据、物联网、深度学习等词汇已为公众所熟知。未来，人工智能将对世界带来颠覆性的变化，它不再是科幻小说里令人惊叹的场景，也不再是新闻媒体上"耸人听闻"的头条，而是实实在在地来到我们身边：它为我们处理高危险、高重复性和高精度的工作，为我们做饭、驾驶、看病，陪我们聊天，甚至帮助我们突破空间、表象、时间的局限，见所未见，赋予我们新的能力……

这一切，既让我们兴奋和充满期待，同时又有些担忧、不安乃至惶恐。就业替代、安全威胁、数据隐私、算法歧视……人工智能的发展和大规模应用也会带来一系列已知和未知的挑战。但不管怎样，人工智能的开始按钮已经按下，而且将永不停止。管理学大师彼得·德鲁克说："预测未来最好的方式就是创造未来。"别人等风来，我们造风起。只要我们不忘初心，为了人工智能终将创造的所有美好全力奔跑，相信在不远的未来，人工智能将不再是以太网中跃动的字节和 CPU 中孱弱的灵魂，它就在我们身边，就在我们眼前。"遇见你，便是遇见了美好。"

新一代人工智能 2030 全景科普丛书力图向我们展现 30 年后智能时代人类生产生活的广阔画卷，它描绘了来自未来的智能农业、制造、能源、汽车、物流、交通、家居、教育、商务、金融、健康、安防、政务、法庭、环保等令人叹为观止的经济、社会场景，以及无所不在的智能机器人和伸手可及的智能基础设施。同时，我们还能通过这套丛书了解人工智能发展所带来的法律法规、伦理规范的挑战及应对举措。

本丛书能及时和广大读者、同仁见面，应该说是集众人智慧。他们主要是本丛书作者、为本丛书提供研究成果资料的专家，以及许多业内人士。在此对他们的辛苦和付出一并表示衷心的感谢！最后，由于时间、精力有限，丛书中定有一些不当之处，敬请读者批评指正！

赵志耘

2019 年 8 月 29 日

前　言

我国作为世界第一人口大国，近年来，人口老龄化程度逐渐加深。截至2018年年末，我国总人口达 13.95 亿人，其中，60 岁及以上人口达 2.49 亿人，占总人口的 17.88%；65 岁及以上人口达 1.67 亿人，占总人口的 11.97%。随着我国经济社会的发展、人民生活水平的提高和健康知识的传播，人们越来越关注健康和养老问题，对健康和养老的服务需求也越来越大。健康产业作为国民经济发展新的增长动力，迎来了前所未有的发展机遇，加快健康产业发展，必将对我国未来发展产生重大而深远的影响。

人工智能作为新一轮科技革命和产业变革的核心驱动力，将深刻改变人类社会生活，改变世界，也将对健康和养老领域带来深刻变革。当前，我国经济发展处于新旧动能转换关键期，《新一代人工智能发展规划》从国家层面对人工智能进行系统布局，提出"到 2020 年，人工智能总体技术和应用与世界先进水平同步，人工智能产业成为新的重要经济增长点"的战略目标，对于我国抢占科技制高点，推动供给侧结构性改革，实现社会生产力新跃升，提高综合国力和国际竞争力具有重要意义。智能健康和养老作为《新一代人工智能发展规划》重点发展任务之一，以提高人民的健康和养老水平为目标，通过加强智能健康管理、建设智能养老社区和机构、加强老年人产品智能化和智能产品适老化、开发面向老年人的移动社交和服务平台、情感陪护助手等方式，使人民群众的健康和养老服务更加精准化、智能化，使老年人能够最大限度享受高质量的服务和便捷的生活。

本书共 5 章，从积极推进健康老龄化、何为健康管理、健康产业概述、人工智能在健康及养老产业中的实践、智能健康和养老服务的展望 5 个角度，向人们分析了人口发展变化趋势、人口老龄化的特点及养老服务业发展历程和养老模式；展示了健康管理的内容、健康生活方式、健康中国 2030 的战略选择、健康产业发展现状；提出了人工智能对健康和养老领域的应用和引领作用，以及未来发展的前景展望。本书还整理了国外发达国家对健康管理和养老服务的做法，以及人工智能、健康产业的发展状况，为我国发展智能健康和养老提供了有益借鉴。

本书在整理过程中，得到山东省卫生健康委员会王萱、王海立、宁淑博，潍坊市卫生健康委员会焦字伟，夏津县卫生健康局杨梅英，济宁泗水县中医院季拓，菏泽医专附属医院王舒等同志，以及山东蓝创网络技术有限公司与北京曙光易通技术有限公司的大力支持，在此一并表示感谢。

由于作者水平的原因，本书整理不当之处，敬请各位读者提出宝贵意见。

目　录

第一章

积极推进健康老龄化

近年来，世界各国老年人口持续增多，人口老龄化问题十分突出。积极推进健康老龄化，是应对人口老龄化的长久之计，也是促进经济社会持续健康发展的创新举措。推进健康老龄化，要建立健全促进老年健康的政策体系，大力发展养老服务业，创新养老服务模式，推动医养结合，推进长期照护保险和服务体系建设，满足老年人日益增长的健康养老需求。

第一节　世界人口发展变化趋势

当今世界人口发展呈现出新的动向和特点。

——人口总量继续保持增长态势。2015 年，世界人口为 73.5 亿人。预计 2020 年、2030 年将分别达到 77.6 亿人、85.0 亿人。亚洲人口规模稳居各洲之首并将缓慢增加，占世界人口的比例略有下降，由 2015 年的 60% 降到 2030 年的 58%；非洲人口将从 2015 年的 11.9 亿人增加到 2030 年的 16.8 亿人，占比从 16.2% 增加到 19.8%；欧洲人口将于 2020 年达到峰值 7.4 亿人，占比为 9.5%，之后缓慢减少，2030 年为 7.3 亿人。北美洲、南美洲、大洋洲人口规模略有增长，但占世界人口的比例略有下降。

——人口老龄化程度加深。2015 年，全球 60 岁及以上老年人口为 9.0 亿人，占总人口的比例为 12.2%。2020 年、2030 年将分别达到 10.5 亿人、14.0 亿人，占比分别为 13.5%、16.5%。发达国家人口老龄化程度从 2015 年的 23.9% 上升到 2030 年的 29.2%，发展中国家从 9.9% 上升到 19.8%。

——人口城镇化水平继续提高。2008 年世界城镇化率首次达到 50%，2014 年为 54%，2030 年将达到 60%。2014 年 1000 万以上人口的特大城市为 28 个，2030 年将增加到 41 个。城镇人口快速增长对经济社会发展的影响日益增大。

——人口从欠发达地区向发达地区迁移的趋势仍将继续，但强度趋弱。发达地区人口净迁入率将从 2005—2015 年的峰值 2.7‰，下降到 2015—2030 年的 1.8‰。

——部分低生育率国家或地区生育水平回升。1.3 及以下的极低生育率国家或地区从 2003 年的 29 个减少到 2015 年的 10 个。20 世纪 90 年代末，低生育率国家或地区普遍出台鼓励生育的家庭政策，这些政策取得了积极成效。

第二节　我国人口发展变化趋势

我国人口发展既符合世界一般性规律，又具有自身特点，既面临发达国家的高龄少子化、劳动力减少等问题，又面临发展中国家的就业、贫困与资源环境等问题。当前和今后一个时期，我国人口数量、素质、结构、分布等方面的问题交织，错综复杂，对经济社会发展的影响更为深刻，将呈现如下趋势性变化。

——人口增长惯性减弱，总人口达到峰值后缓慢下降。实施全面二孩政策，导致"十三五"时期出生人口有所增加，年度出生人口最高可达 2000 万人左右。"十四五"以后，生育水平稳中趋降，受育龄妇女数量减少及人口老龄化带来的死亡率上升影响，人口自然增长率会继续下降。总人口将在 2029 年前后达到峰值 14.5 亿人左右，之后缓慢下降，预计 2050 年为 13.7 亿～ 14.0 亿人（见图 1-1，图 1-1 至图 1-5 数据均为原卫生计生委全面二孩政策测算组中方案预测结果）。

我国人口占世界的比例，将从 2015 年的 19% 下降到 2030 年的 17%。在相当长的时期内，我国人口与资源环境承载力仍将处于紧平衡状态。

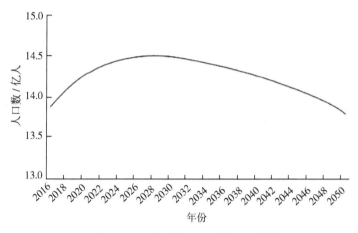

图 1-1　未来我国人口总量变动预测
（数据来源：《"健康中国 2030"规划纲要》辅导读本）

——人口健康水平不断改善，文化素质进一步提升。近年来，我国人口素质稳步提高，人力资本发展水平处于发展中国家的中上水平。2015 年，我国人均预期寿命达到 76.34 岁，孕产妇死亡率降至 20.1/10 万、婴儿死亡率降至 8.1‰。到 2020 年，我国居民主要健康指标可居于中高收入国家前列。2010 年，15 岁及以上人口的平均受教育年限已超过 9 年，预计 2020 年将达到 10 ~ 10.5 年。到 2030 年，人口健康水平和文化素质将进一步提高，城乡差距逐步缩小。

——劳动年龄人口趋于下降，劳动力老化程度加深。2011 年，15 ~ 59 岁劳动年龄人口达到峰值 9.4 亿人。"十三五"后期出现短暂小幅回升，2020 年为 9.17 亿人，仅比 2016 年减少 443 万人。2021—2030 年，年均减少 761 万人，2030 年为 8.4 亿人（图 1-2）。从年龄构成看，45 ~ 59 岁大龄劳动力占比持续升高，2030 年为 36%，比 2015 年增加 3.2 个百分点，明显高于发展中国家（27.3%），与同期发达国家水平相当。未来相当长的时期，我国劳动年龄人口比较丰富，但劳动力供需的结构性矛盾进一步加大。

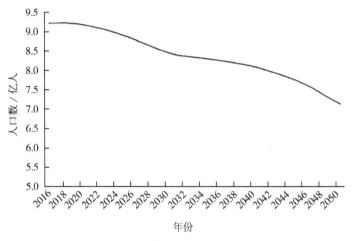

图 1-2 未来我国 15～59 岁人口预测

（数据来源：《"健康中国 2030"规划纲要》辅导读本）

——老年人口数量持续增长，少儿人口占比波动下降。2015 年，60 岁及以上老年人口为 2.2 亿人，预计 2020 年、2030 年分别为 2.5 亿人、3.6 亿人，占比从 15.8% 提高到 17.5%、25%（图 1-3）。2015 年，0～14 岁少儿人口为 2.5 亿人，2020 年达到 2.6 亿人，2030 年为 2.4 亿人；占比分别为 17.37%、18.23% 和 16.73%（图 1-4）。2020—2030 年人口老龄化速度加快，将给经济社会发展带来较大挑战。

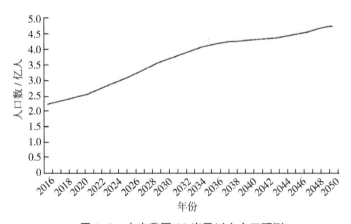

图 1-3 未来我国 60 岁及以上人口预测

（数据来源：《"健康中国 2030"规划纲要》辅导读本）

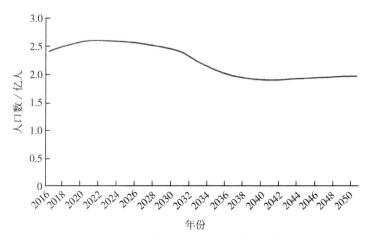

图 1-4　未来我国 0 ~ 14 岁人口预测
（数据来源：《"健康中国 2030"规划纲要》辅导读本）

——农村人口转移趋缓，城镇人口持续增加。2015 年城镇化率为 56.1%，预计 2020 年、2030 年分别达到 60% 和 70% 左右。未来 15 年，农村向城镇累计转移 1.6 亿人，年度转移人口势头减弱。城镇人口持续增加；农村人口不断减少，2020 年、2030 年将分别为 5.7 亿人和 4.8 亿人（图 1-5）。从空间分布看，人口将以城市群和都市圈为主要依托，进一步向沿海、沿江、沿线地区聚集，但不会改变以瑷珲—腾冲线为界的全国人口分布的基本格局。

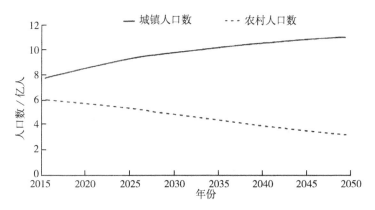

图 1-5　未来我国城镇和农村人口预测
（数据来源：《"健康中国 2030"规划纲要》辅导读本）

——出生人口性别比逐渐回归正常，家庭呈现多样化趋势。2015 年出生人口性别比为 113.5，顺利实现"十二五"规划目标（115）。伴随经济社会发展、城镇化率提高及生育政策调整完善，出生人口性别比将持续回落。2015 年，我国户均规模已降到 3 人以下。核心家庭和直系家庭是主要的家庭形式，单人家庭、单亲家庭及丁克家庭的比例将逐步提高，家庭抚幼和养老等基本功能弱化，抗风险能力降低。

——少数民族人口比例增加，极端贫困人口基本消除。2010 年，我国少数民族人口总量为 1.14 亿人，占比 8.5%，比 2000 年增加 0.48 个百分点。千万人口以上少数民族由 2000 年 2 个增加到目前的 5 个（壮族、满族、回族、维吾尔族、苗族）。少数民族生育率高于全国平均水平，人口比例还将进一步提高。在一些民族地区，主要少数民族人口增长较快，对资源环境压力加大。2015 年，农村贫困人口 5575 万人，比 2014 年减少 1442 万人。到 2020 年，现行标准下农村贫困人口将实现脱贫，区域性整体贫困得到解决。全国 136 个边境县普遍存在经济社会发展滞后、青壮年人口流失、民族宗教问题复杂等突出问题。

总体来看，未来 15 年特别是 2021—2030 年，我国人口发展的内在动力和外部条件进一步深刻变化，进入快速转型阶段。这一时期，我国人口众多的基本国情不会根本改变，人口对经济社会发展的压力不会根本改变，人口与资源环境的紧张关系不会根本改变。这一时期，我国人口总量达到峰值后开始下降，结构性矛盾突出，人口老龄化对经济社会发展的影响加深，人口素质不高仍是提升国家竞争力的瓶颈。这一时期，我国人口总量势能较大，为扩大内需提供重要支撑；劳动力充裕，人口抚养比低于 50%，仍处于有利于经济发展的人口红利期。人民群众对健康服务的需求更高，对美好生活的向往更为迫切。必须立足国情，把握机遇，坚持问题导向，积极适应经济发展新常态，完善人口及相关经济社会政策，促进人口长期均衡发展，最大限度发挥人口对经济社会发展的能动作用。

第三节 人口老龄化

当前，全球人口正步入老龄化阶段，几乎所有社会领域都受其影响，包括劳动力和金融市场、对住房、交通和社会保障等商品和服务的需求、家庭结构和代际关系。在人口老龄化日渐严峻的今天，如何做到让老年人老有所依、安度晚年，是世界各国共同面临的难题。

一、老龄化速度高于平均水平

我国同样面临着人口老龄化的重大压力，随之而来的就是数量庞大的老年人口的养老问题。截至 2018 年年末，我国总人口达 13.95 亿人，其中，60 岁及以上人口达 2.49 亿人，比 2017 年增加 859 万人，占总人口的 17.88%；65 岁及以上人口达 1.67 亿人，比 2017 年增加 827 万人，占总人口的 11.97%。中国老龄人口到 2050 年将达到峰值 4.87 亿人，占总人口的 34.9%。

根据 1956 年联合国《人口老龄化及其社会经济后果》确定的划分标准，当一个国家或地区 65 岁及以上老年人口数量占总人口比例超过 7% 时，则意味着这个国家或地区进入老龄化。1982 年维也纳老龄问题世界大会，确定 60 岁及以上老年人口占总人口比例超过 10%，意味着这个国家或地区进入严重老龄化。我国 65 岁及以上人口占比在 2004 年就达到了 7%（图 1-6），并且逐年上升；抽样调查结果显示 60 岁及以上人口则更早就达到了 10% 以上（图 1-7）。从这两个标准来看，我国都已经进入较为严重的老龄化社会。

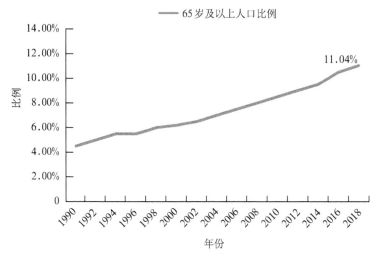

图 1-6　中国 65 岁及以上人口比例超过 7% 的标准
（数据来源：东北证券，Wind）

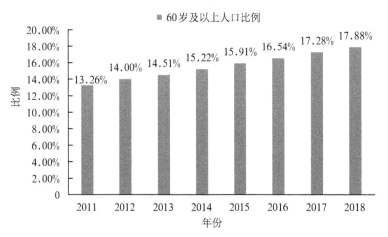

图 1-7　中国 60 岁及以上人口比例超过 10% 的标准
（数据来源：东北证券，Wind）

从老龄化社会进入老龄社会，法国用了 115 年，英国用了 47 年，德国用了 40 年，而日本只用了 24 年，速度之快非常惊人。根据联合国的人口统计数据，我国将在 2024—2026 年前后进入老龄社会，速度与日本大体相同。

　　国际横向比较来看，全球人口整体上都呈现出老龄化趋势，表现为 65 岁以上人口占总人口比例逐渐攀升，且具有"发达程度越高、人口老龄化越严重"的特征（图 1-8）。根据世界银行统计数据显示，2017 年，全球 60 岁以上人口约 9.62 亿人，占全球人口的 13%，且每年以 3% 左右的速度增长。高收入国家 65 岁以上人口所占比例已经达到 17.43%，中等收入国家为 7.43%，低收入国家为 3.37%。按照世界银行的标准，我国目前属于中等偏上收入国家，与中等偏上收入国家的平均水平相比，也可以看出我国老龄化速度明显更快（图 1-9），目前老龄化程度也更深。

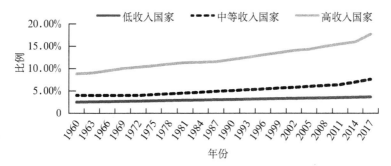

图 1-8　收入越高的国家老龄化程度越深

（数据来源：东北证券，Wind）

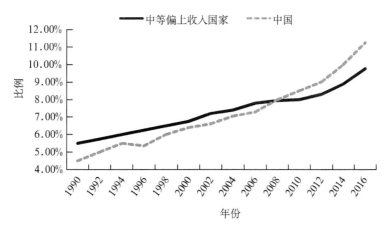

图 1-9　中国老龄化速度高于其收入水平

（数据来源：东北证券，Wind）

《世界人口展望》2017 年修订版的数据显示，全球老龄人口数量在 2030 年将达到 14 亿人。到 2050 年，60 岁及以上人口数量将增长两倍多，由 2017 年的 9.62 亿人上升至 2050 年的 21 亿人，全球除非洲以外所有地区 60 岁及以上人口将接近甚至超出 1/3。全球 60 岁及以上人口增长速度超过年轻群体。到 2050 年，全球 80 岁及以上人口数量预计增长 3 倍多，即从 2017 年的 1.37 亿人增长至 2050 年的 4.25 亿人。

二、人口出生率和自然增长率处于下滑趋势

我国人口在中华人民共和国成立之后经历了初期的高速增长。在 1960 年左右的"三年困难时期"，人口增长率有了大幅度的下降甚至负增长。随后经济条件改善使人口增长率在 1963 年左右达到了巅峰。1982 年，计划生育被定位为基本国策并写入宪法，人口增速得到了抑制。在 1988 年左右，20 世纪 60 年代高增长时代出生的人群进入生育期，推动人口增长率达到一个小的高峰。之后人口一直处于较低的增长水平。

多年的计划生育政策，使我国人口年龄结构逐渐产生老龄化的趋势，出现了劳动力不足、年轻人负担过重等问题。2016 年 1 月 1 日，我国开始实行全面二孩政策。相关机构预测，对于广大生育意愿受到压抑的民众，二孩政策的放开将会使他们的生育需求在 2017 年及 2018 年得到集中释放。

人口调查的数据显示，人口出生率在 2016 年有了一定幅度的上升，从 12.07‰ 升至 12.95‰，二孩政策产生了一定效果。但是在 2017 年，人口出生率并未如预期一样继续上升，而是回落到了 12.43‰。这反映出我国居民生育意愿降低，放开二孩政策并没有起到显著效果。而在 2018 年，人口出生率已经降至 10.94‰，为历史最低点。人口自然增长率降至 3.81‰，是除去"三年困难时期"以外的最低点。在二孩政策最有可能起到作用的两年，出生率不增反降，那么未来人口增速则更难提振（图 1-10）。同发达国家的历程一样，我国人口出生

率进入了低增长时代。

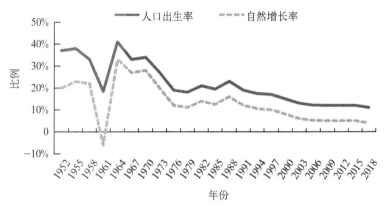

图 1-10　人口出生率和自然增长率持续下滑
（数据来源：东北证券，Wind）

三、人口平均寿命在逐年提升

根据国家统计局数据显示，我国人口平均预期寿命逐年提高（图 1-11），2015 年达到 76.34 岁，高于中等偏上收入国家的平均水平（图 1-12），这也使得我国老年人口的比例相对更高。

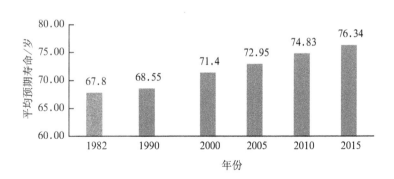

图 1-11　中国平均预期寿命逐年提升
（数据来源：东北证券，Wind）

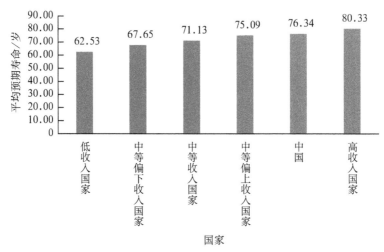

图1-12 2015的中国平均预期寿命高于所在收入层水平

(数据来源：东北证券，Wind)

持续走低的人口出生率和稳步提升的人口寿命，二者共同作用，导致我国人口结构越来越趋向于老龄化。抽样调查结果显示，15岁及以上人口的结构分布呈现"中间大，两头小"的形状，而不是最优的"金字塔形"。我国2016年人口结构分布，和日本1980年的人口结构极其类似。而日本在20世纪90年代出现了经济衰退、深度老龄化等社会问题，其重要原因就是人口结构问题。因此，我国也应及早制定相关政策、发展养老产业，应对人口老龄化问题，以免重蹈其覆辙。

第四节 养老服务业发展历程

一、中华人民共和国成立初期到20世纪70年代末：政府和单位包办的传统福利模式

中华人民共和国成立伊始，政府着力解决基本生活保障问题。对老年人的

照护，主要由家庭负责。只有贫困的孤寡老人，才由公立机构提供基本养老服务。中华人民共和国成立时期创办福利机构的初衷是收容安置城镇流离失所人员，对他们进行救济、教育和劳动改造，称为生产教养院。1953 年年底，全国有此类机构 920 个，先后收容孤老 10 万人左右。

1953 年 10 月，第二次全国民政会议之后，民政福利事业进入初步规划阶段，这次会议明确了收养孤老病人、孤儿机构的社会福利性质，实现了社会福利和社会救济的初步分流。20 世纪 50 年代中期，生产教养院排除了有劳动能力人员，名称演变为养老院，工作内容转向救济、教育。1958 年 12 月，党的八届六中全会通过的《关于人民公社若干问题的决议》指出，要为五保户提供较好的生活场所，当年年底，全国共办起 15 多万所敬老院，收养五保对象 300 余万人。1961 年，内务部专门整顿福利机构，明确要向福利服务方向转变。截至 1964 年，全国福利机构共计 733 个，收养城镇"三无"老人近 7.9 万人。

这一时期主要由民政部门负责兴建一系列社会福利设施，为满足特殊社会群体的基本生活保障和特殊需要，兴办多个社会福利项目，包括养老院、各种康复中心、疗养院、城市长期以"三无"老人为对象的社会福利院及农村的敬老院等。从此，民政部门开始成为社会福利事业的主管部门，并且这种体制持续至今。这时的主要任务是收养城市居民中的孤寡弱残及无人照料、流离失所及退休孤老的老年人。从制度模式上看，这一阶段是由国家负责、政府包办的民政福利和单位包办的职工福利等组成的传统福利模式。

二、改革开放后至 2000 年：养老服务社会化改革的初始阶段

在上海于 1979 年率先进入老龄化社会后，历经 20 年，1999 年前后我国正式迈入老龄化社会。改革开放以来，我国人口老龄化趋势的速度和规模远远超过发达国家，加之家庭结构趋于核心化，家庭养老的功能大大削弱，社会急需有效的养老途径和养老模式。政府以福利机构改革为突破口推动社会福利社会

化。其间，养老机构迅速发展，养老服务作为第三产业开始引起重视，获得了一定的发展。可惜的是，由于对于老龄化浪潮发展的势头估计不足，以及中国的市场化进程尚处于起步阶段，这个阶段国家并没有着重发展私有领域。这一阶段中，福利机构的改革是主旋律，养老服务逐步成为提高机构管理水平的重要内容。

20 世纪 80 年代，我国政府尝试从"包办福利"和"单位福利"中解脱出来，在社会福利事业改革中开始了养老服务的市场化实践。1983 年，民政部提出国家和社会力量相结合，采取多种形式举办社会福利事业。1984 年，漳州会议明确了"社会福利社会办"的指导思想，即由国家和社会力量相结合的方式举办社会福利事业的理念，机构服务对象扩大至社会老人。1986 年，民政部第二个五年规划明确提出，福利事业的责任主体由单一的国家转变为国家、集体、个人三方共同承担。同年，国家计委、民政部联合发出《关于进一步保护和扶持社会福利生产的通知》，由此福利机构开始走向社会化，其服务对象从"三无老人"向非"三无"老人扩展，民办养老院也开始出现。在此阶段，社区养老服务得到了快速发展，但政府"立足民政，面向社会"的发展思路使其保障范围十分有限。而社区因自身资金、人力极其有限，最终采取"以服务养服务"的运作模式。这一运作模式尽管推动了邻里互助和社区福利服务的发展，国家投资兴建的社会福利院也开始由福利型向福利经营型转变，但由于对市场的不恰当定位，养老服务领域呈现一种唯市场马首是瞻的情形。总的来说，这一阶段刚从计划经济体制中解脱出来，对"社会化"或"市场化"的认识还比较模糊，社区养老服务主要作为为政府减压和国企改革"减轻包袱"的手段在实践中推进。而社会化主体或非常弱小或过度"市场化"，使得作为弱势群体的老年人基本需求难以得到满足。

1994 年，全国民政会议的报告提出，要深化福利事业机构改革，加快社会福利社会化进程，进一步改革国家包办社会福利的局面；在政府的倡导和支持下，广泛动员和依靠社会力量，兴办社会福利事业，吸引外资兴办社会福利设施，探索政府资助、社团经办、企事业单位入股合办、法人承包等发展社会福利事业的路子，推动社会福利事业单位向民办公助、法人管理的方向发展。

1996 年，民政部社会福利司提出了具体的改革思路：社会福利院和精神病人福利院可扩大收容社会上的老人和精神病人口及自费人群（多为退休孤寡老人和空巢老人）数量。1998 年 3 月，民政部选定 13 个城市（广州、上海、温州、苏州等）进行社会福利社会化试点，作为第三产业推进。这一阶段，养老机构发展数量从 1986 年的 3.3 万个开始稳步增长，并在 2000 年之前稳定在 4 万个左右，服务内容也由供养和医疗功能向康复、教育、娱乐等功能扩展。

在政策方面，国务院办公厅、民政部等部委相继出台《关于加快实现社会福利社会化的意见》《社会福利机构管理暂行办法》《老年人社会福利机构基本规范》《老年人建筑设计规范》《农村敬老院管理暂行办法》等政策法规，加强养老机构规范化建设，寓管理于服务。在社会力量投资兴办的福利性、非营利性的老年服务设施上，国家财政部门和税收部门还给予相关税收优惠，提供资金支持。

三、21 世纪伊始至 2010 年：养老服务市场化改革的重新定位阶段

作为 20 世纪 90 年代后期国有企业改革的配套措施，社会保障制度在此期间得到了快速发展，同时原有的市场化倾向得到抑制。随着 1999 年我国正式进入老龄化社会，加快福利社会化发展逐渐成为各界的共识。2000 年国务院办公厅发布了《关于加快实现社会福利社会化意见的通知》，要求"资金来源社会化、服务对象社会化、职工队伍社会化、管理体制社会化"，并对社会力量投资创办社会福利机构给予政策上的扶持和优惠。由此，"社会福利社会化"从政策探索走向制度安排。

同年，中共中央、国务院在《关于加强老龄工作的决定》（中发〔2000〕13 号）中首次提出"老年服务业的发展要走社会化、产业化的道路"，并提出"培

育和发展老年消费市场"。

此后,《关于加快发展养老服务业意见的通知》等诸多文件就养老服务业运作机制的调整提出了指导性意见,即"政策引导、政府扶持、社会兴办、市场运作",强调通过公建民营、民办公助等多种形式推动社会力量参与养老服务业发展。

这一阶段主要表现为政府主体的责任回归,过度市场化倾向受到抑制,政府主导的社会化养老服务体系初步构建。尽管如此,"社会化"名词成为主流概念,"市场化"概念在主流话语中被有意识淡化或更多地与养老产业联系在一起,其结果是政府在养老服务体系建设中的职能定位不清晰。由于政府过多地直接参与养老服务市场的供给,出现了"自己搭台自己唱戏"的尴尬局面。这种现象不仅影响了市场在社会化养老服务中的角色定位,也影响了市场主体参与的主动性和积极性。

四、2011 年至今:养老服务市场全面放开阶段

2011 年以来,我国养老服务市场化改革进入新时期,相关政策法规密集出台,覆盖了从立法、体制创新到政策补贴和优惠等一系列内容。2011 年,民政部提出建立"以居家养老为基础、社区服务为依托、机构养老为支撑,资金保障与服务保障相匹配,基本服务与选择性服务相结合,形成政府主导、社会参与、全民关怀的服务体系"。2012 年 7 月 24 日,民政部发布《关于鼓励和引导民间资本进入养老服务领域的实施意见》,鼓励和引导民间资本采用"民办公助""公办民营"等方式参与投资养老机构,进入养老服务领域,实现养老服务投资主体多元化,加快推进居家、社区和机构养老构成的社会养老服务体系建设。同时,国家还鼓励外资资本进入养老服务领域,形成了政府负责托底、加快养老服务业市场化的策略。

这些政策文件要求充分发挥政府"保基本"的作用,并通过简政放权创新

体制和机制，激发社会活力，营造平等参与、公平竞争的市场环境，逐步使社会力量成为发展养老服务业的主体。

为了落实这些政策，有关部委在吉林、山东等8个省份开展养老服务产业试点，通过中央财政资金引导、市场化运作的方式，促进养老服务业发展。与此同时，为了提升养老服务的质量，2016年发展改革委还提出全面放开养老服务市场，着力放宽社会资本的市场准入，鼓励民间资本、外商投资进入养老健康领域，推进多种形式的医养结合，增加有效供给。此后国务院办公厅发布的《关于全面放开养老服务市场提升养老服务质量的若干意见》，更是成为养老服务市场化时代到来的重要标志。

养老服务的定位开始从福利性事业向市场化产业方向转变，养老服务业被作为产业调整和经济转型的重要力量进入政策议程，政府在"保基本、兜底线"的基础上，从顶层设计、政策规划、政策执行和配套等多个方面来推进养老服务的市场化改革（表1-1）。可以说，自2011年以来，我国的养老服务市场进入了全面发展的新时期。

除了引入社会资本，政府也在逐步推进养老产业规范化、标准化。2012年国家出台了《养老机构基本规范》，这是我国第一部以"养老机构"定义的国家标准。2013年10月18日，中国老龄产业协会和中国标准化研究院发布《老龄宜居社区（基地）标准》，并开始制定《养老基地连锁服务标准》。

机构养老在这一阶段快速发展，养老机构床位数每年以超过10%的速度增长。据统计，全国各类养老机构床位数从2008年的234.5万张增加到2012年的381万张，截至2015年年底已达6698万张。收养各类老人数量从2008年的189.6万人，增加到2012年的262万人。到2015年年底，每千名老人床位数由2014年的24.5张，增加到30.3张。

表1-1 养老服务政策法规及市场化改革主要内容（2011—2016年）

	政策法规	市场化改革内容
总体规划	《中国老龄事业发展"十二五"规划》《社会养老服务体系建设规划(2011— 2015 年)》	完善老龄产业政策，鼓励社会服务企业发挥自身优势，开发居家养老服务项目，创新服务模式开放社会养老服务市场，采取公建民营、民办公助、政府购买服务、补助贴息等多种模式
政策框架	《关于加快发展养老服务业的若干意见》《中华人民共和国老年人权益保障法》《关于开展养老服务业综合改革试点工作的通知》《关于鼓励民间资本参与养老服务业发展的实施意见》	通过完善投融资、土地供应、税费优惠、补贴支持、人才培养和就业等政策，不断繁荣养老服务消费市场，完善市场机制。通过财政、税费、土地、融资等措施鼓励和扶持企业事业单位、社会组织或者个人兴办、运营养老机构，增加对养老服务的投入。引导社会力量参与养老服务，培育养老服务产业集群，强化养老服务市场监管等。鼓励民间资本参与养老服务、养老产业，推进医养融合发展，完善投融资政策，落实税费优惠政策，加强人才保障，保障用地需求等
政策配套	《关于开展公办养老机构改革试点工作的通知》《养老服务设施用地指导意见》《关于加强养老服务标准化工作的指导意见》《养老机构设立许可办法》《关于规范养老机构服务收费管理促进养老服务业健康发展的指导意见》《关于金融支持养老服务业加快发展的指导意见》	推行公办养老机构公建民营；保障养老用地；实行行业标准和市场规范；放开养老机构设立资格；民办养老机构服务收费标准由市场形成，探索公建民营等方式运营的养老机构收费管理模式；金融支持

第五节　我国养老模式

目前，主要养老模式分为 3 种，即居家养老、社区养老、机构养老。在我国，这 3 种养老模式分布占比约为 96%、1% 和 3%（图 1-13）。

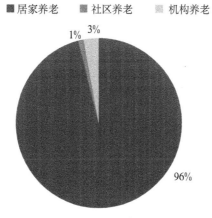

■ 居家养老　■ 社区养老　■ 机构养老

图 1-13　我国养老模式

一、居家养老模式

中国是崇信儒家文化的国家，长期以来形成了"家庭养老"的传统模式，养儿防老、家长的主导地位、几代同堂等传统观念根深蒂固。家庭养老模式具有很强的生命力，直到今天我国城市大多数老年人仍然沿用这种模式养老。选择家庭养老的人们，他们生活在家庭中，感到"熟悉"和"自由"，经济上也比较划算，从社会的角度考虑，家庭养老的社会硬件设施成本几乎为零。而且，其最大好处是家庭养老能使老年人与家人尽享天伦之乐。

但家庭养老在新形势下的脆弱性显示出其历史的局限性。传统家庭养老不足之处在于，老年人一般难以在家庭中得到专业细致的照料护理、医疗保健及精神文化等服务；在"四二一结构"家庭成为城市社会主流及社会竞争加剧、生活节奏加快的背景下，社会人力成本与人们工作负担普遍加重，子女们不可能有足够精力照顾家中老人，家庭养老面临严峻的挑战，传统家庭养老模式越来越难以保持与发挥其社会功能与作用，城市家庭养老出现逐渐被削弱和变化的趋势。

不过，虽然经受工业化及社会人口老龄化的多层面冲击，城市家庭养老功能只是弱化而不是消失，家庭仍然是老年人经济供养和精神慰藉的最重要来源，家庭养老仍然是我国城市最主要的养老方式。因此，家庭养老不是可否坚持的问题，而是在坚持的基础上如何用社区社会化养老服务深入挖掘和丰富"家庭养老"时代内涵与功能，使城市家庭养老逐步向社区居家养老过渡，焕发更强生命力与作用的问题。

二、社区养老模式

社区养老模式是近几年来兴起的，其基本做法是：在城市各社区建立养老护理服务中心或者日间照料中心，由社区养老护理服务中心或者日间照料中心的专业养老护理员为社区居家养老护理的老年人提供上门做饭、社区日托、短期照料等养老家政、医疗护理及心理咨询服务。

社区养老是家庭养老与机构养老的有机结合，兼有两者的长处又避免了两者的短处，是一种扬长避短的理想养老模式。其优越之处主要有：第一，社会成本低，不需要进行专门的基建投资，社区现有的几间房屋略加改造即可设立养老护理服务中心或者日间照料中心。第二，原有资源得到充分利用。老人居家养老，饮食起居的一切物品都可继续发挥作用，但通过社区养老服务一定程度上使老人家居住房变成了"家庭养老院"。第三，社区居家养老所需费用较低，服务内容及方式可自由灵活选择，适合城市社区绝大多数老年人。

我国社区养老服务还只是刚刚起步，各项服务职能还不十分完善。其存在的主要问题有：第一，社区居家养老服务站设施不够完善，硬件设施不能满足老年人的各种需求。第二，社区养老服务专业化水平低，服务内容过于简单。社区居家养老服务中心或者日间照料中心的专职服务人员主要从小区内的下岗、失业人员和四五十岁的人员中招聘。这些人员虽然有较强的责任心，但针对老年人服务的专业化知识和技能比较缺乏，不能充分满足老年人多元化的服务需求。第三，资金有限，后续服务受到制约。政府部门为高龄、特困、低保等老人每月提供购买居家养老服务的资金，解决了一部分老人的困难，但若要提供较为全面的社区养老服务，这些资金是远远不够的。第四，一些部门对开展和加强社区养老服务的重要性和迫切性认识不足，观念落后，没有积极鼓励相关企业加入到社区养老服务的市场化运作中来。社区服务能力有限，服务力量薄弱，缺乏服务的多样性，没有专业的服务企业加入，难以有效提升社区养老服务工作。

三、机构养老模式

机构养老的特征是集中养老，其优势在于服务专业化，即细致专业的生活照料和医疗护理；居住环境好，无障碍设计；休闲时间多，集体生活能排解孤独；减轻子女负担；满足老人独立生活的尊严感甚至再婚生活的需要。机构养老劣势在于，机构养老需要老年人重新适应环境、重建人际关系，容易与他人（同住老人）发生冲突；生活成本高，要额外支付基本生活设施租赁费用；缺少来自家人的精神慰藉。从社会发展的角度看，家庭养老是一种适应较低生产力水平和落后生产方式的养老模式，而建立在社会养老保险、退休金制度、医疗保险（简称医保）等"现代社会养老保障体系"基础上的机构养老模式是适应现代工业社会发展要求的养老模式，从家庭养老向机构养老过渡是社会发展及养老模式演进的必然趋势。

养老院、老年公寓等机构养老模式虽然被认为是现代社会养老模式发展的方向，但从现阶段中国国情和发展趋势来看，养老院、老年公寓等机构养老模式仍不可能成为目前中国城市养老的主要模式。目前存在以下几个方面的不足：第一，社会成本巨大。修建养老院、老年公寓等社会养老服务设施，包括居住、就餐、起居、活动等在内的硬件设施是必不可少的，必须进行巨额基建投资；而机构养老不仅要有投资巨大的硬件设施，而且还要有相应的专职养护人员队伍和配套的养老服务管理系统，专业化水平要求比较高，这些都将加大城市建设和社会资源的负担。第二，现有资源的浪费。老人原来都有自己的住所和完善的生活设施，老人进到养老院以后，这些都将闲置，而养老院要重新占用土地资源和水电资源，造成浪费。第三，养老院的收费相对来说是比较高的，并非多数家庭能够承受，而且，越来越庞大的老年人口规模也是养老院难以容纳的。第四，绝大多数老年人目前并不愿意去养老院。老人离开了自己熟悉的家庭环境，来到相对陌生的地方，和原来并不熟知的人朝夕相处，这将增加他们的失落感。

目前选择进入养老机构的，多为是高龄、空巢独居的老人，平均年龄在 80 岁以上。养老机构可以分成 5 类。

政府办敬老院：通常在乡村地区，有农村集体经济组织筹资的、福利救济型的养老机构。

民办养老院：多以民办为主，提供较高级别的护理。

社会福利院：通常在城镇或郊区，由政府出资，收养城镇丧失劳动能力、无依无靠、无生活来源的孤老、孤儿、弃婴和残疾儿童。

老年护理院：专供老年人居住的单元楼，提供多种服务。

老年公寓：专供老年人居住的单元楼，老人独自居住，可买可租。

四、医养结合模式

目前医养结合有 4 种常见模式，分别为：原有养老机构开展医疗服务；原有医疗卫生机构增设养老床位；医疗机构与养老场所建立合作关系；医养结合进社区与家庭。这 4 种模式是我国推进医养结合工作的主要方向，为应对老龄化高峰提供解决路径。

模式一：养老机构开展医疗服务

对于有一定的经济实力、照顾对象多为常年患病、处于疾病康复期和生活无法自理或者半自理的老年人、入住及护理费用较高、养老设施相对完善的养老机构，采取在养老机构内增设附属医院、老年病房、老年专科医务室、护理站、康复理疗室、门诊、医疗室、药房等方式，通过增添专业的体检化验设备、疾病诊疗设备及康复护理设备，招聘专业医务人员，建设医疗护理人才队伍，包括招聘全科医生、药剂调配、保健指导、专业护士与护工等，建立完善的医疗服务机构。

通过了解入住机构老年人的健康状况，进行定期的身体健康状况监测、身体基本指标的化验等项目，对于常见病进行防治和提供常见病药物，对于慢性病进行康复护理、出现疾病时及时得到治疗及配备急救设施，提供急救和就医陪同服务，甚至可以针对个人需求制定相应有针对性的护理服务，使老年人不出养老机构就可以享受医疗服务。

对于部分规模较小的养老机构，也可以在符合医务室和护理站基本条件的基础上，申请医疗资质，为入住老人提供相应的医疗护理服务。

模式二：医疗卫生机构增加养老服务功能或者转型为康复医院

该种模式主要针对长期患病、生活无法自理的老人，形式大致分为3种。

第一种形式是以医疗机构为主体，增加养老服务，主要针对就诊人数较少，医疗资源闲置的城市二级医院，这类医院提供养老服务具有得天独厚的优势，一方面自身医疗设备齐全，医务人员专业性程度高，康复护理水平较高；另一方面能够吸引老年患者，有效开发和利用已有的医疗资源，保证医院的可持续经营。

第二种形式是医疗机构的部分科室提供养老服务，在医疗机构内成立老年病专科，建立专门的老年医护病房，设立老年人康复中心或护理中心，在治疗疾病的同时，恢复身体的各项指标与机能。

第三种形式是将医疗机构转型成为医疗和养老服务一体化的康复机构或者护理院，通过整合医疗卫生资源及机构的调整和功能的转变，将部分有条件的医院变为康复护理功能为主的养老机构，为患病老人提供专业性、长期性的护理服务。

以医疗机构为依托来扩展养老服务功能，能够充分发挥医疗机构疾病救治、康复护理、健康咨询和养老托老的作用，为入住老人提供生活照顾的同时，方便老人在突发疾病时及时转为住院，接受专业的治疗和医护服务，根据病情的情况可以组织专家进行会诊，由住院产生的相关费用可以由医疗保险报销。

特别是对于患有慢性病和处于疾病康复期的老人，利用医疗设施完善的护理设备、医疗机构的专家团队能够为老人提供健康、合理饮食方面的指导建议，针对个人情况制定全面的康复计划。

有的中医院还可以提供针灸、牵引、推拿等中医康复的治疗。在部分综合性的大型医院设立"无陪护全程托护病房"，通过为老人建立健康档案，设立专职的护士全天进行护理，定期对身体各项指标进行测量，对老人的身体健康状况进行评估，完善健康维护体系。

还有的医疗机构开设老年病专科，以收治临终病人为主，主要运用心理调节和精神慰藉的方式，尽可能地减轻生命垂危老人及家属的心理负担。

模式三：医疗机构与养老机构建立合作机制

从目前来看，医院与养老机构建立合作关系的情况较为普遍，对于附近有医院，或者经济实力较弱，以提供老年人生活照顾为主的民办小型养老机构，可以通过与就近的医院建立合作机制，包括有专业的医护人员定期为养老机构内的老年人提供身体健康状况评估，医院安排专业护士提供康复护理服务，以及在养老机构与医院之间建立绿色就医通道，方便入住老人日常生病到医院就诊，以及在发生急病时，医院能及时派遣救护车进行施救。

对于社区来说，社区的养老院与医疗中心距离较近，因此社区养老院与医疗中心建立合作关系是社区养老适宜的方式，社区内较为完善的医疗和养老资源是实现医养结合的重要平台，社区里往往建有卫生服务中心或社区医务室，常年有全科医生坐诊，并配有专业的护士，为本社区的居民提供基本疾病诊治和医疗护理服务。

模式四：医疗服务与社区和居家养老的结合

社区居家养老的医养结合模式是由社区医院为居家养老的老年人提供上门服务，包括日常生活照顾、室内清洁、外出护送和寻医买药等，可以弥补家庭照顾的缺失，居家养老往往是身体情况良好老人的暂时性选择，但随着年岁越来越大，生活自理能力逐渐下降，同时家庭功能弱化，社区则成为家庭养老的良好补充，也成为满足居家养老的所需医疗服务的重要支撑。

全科医生进家庭是实现社区居家养老医养结合的主要方法，由专业医生为居家养老和身体患有残疾的老人提供上门诊断，定期检测老人的身体状况，对于老人的病情做出合理诊断，提供康复建议等，例如对于有高血压、糖尿病和精神疾病等慢性病患者采取定期上门寻访的方式，对老年人的身体健康状况进行评估，也可以根据老年人的具体需求，如需要长期护理，则可以与社区医院签订长期医护协议，针对个人的身体状况制定个性化、专业化的护理计划，由固定的医生和护士上门提供医疗护理服务。

五、某养老社区特色介绍

先行理念：美国 CCRC 持续照护模式

该养老社区专注于养老、护理、康复实体建设运营和创新服务的专业品牌，复制美国成功经验，结合中国长者身心特征，打造国际标准医养社区。引入美国 CCRC 持续照护模式，为患者提供独立生活、协助生活、专业护理、记忆照护 4 种生活服务区域，满足不同身体状况长者的照护需求，实现一站式退休生活解决方案。

坚持特色：医养结合的模式

社区配建康复医院，汇集国内外康复医学专家，由资深康复医师、物理治疗师、作业治疗师、言语治疗师、文娱治疗师、临床营养师、中医医师、心理治疗师、康复护师、康复顾问等组建多学科康复医疗团队，为患者提供集诊疗、康复、护理为一体的国际化康复医疗服务。医院以康复医学和老年医学为重点学科，设置康复医学中心、老年医学中心和健康管理中心。

接轨国际：康复与长期照护体系

该社区建立的标准康复体系（TKR），引入国际标准的 powerback 康复模式，围绕老年人的实际健康需求，使患者得到最有效的康复治疗和健康护理，通过跨学科团队制定个性化康复计划，促进患者尽快返回家庭、回归社会，实现一站式持续关爱。

该社区建立的长期照护体系（TK-LTC），引进美国长期照护服务体系，以护理公寓为主体，持续为患有慢性疾病或是处于伤残状态下，即功能性损伤的人提供一系列健康护理、个人照料和社会服务项目，是覆盖老年人全生命周期的连续健康服务。

其他特色照护体系。

①1+N照护模式：即1名主要负责人主导，N名照护团队成员辅助。

②专业失智照护：通过专业机构长期有效的照护，能够改善长者认知能力、延缓记忆衰退进程、保持身体健康活跃，解决子女对长者照顾的担忧和困扰。

③非药物治疗——快乐疗法：通过不断创造机会刺激其感官功能，以配合物理治疗师共同延缓失智老人脑内神经元的衰亡，在缓解失智老人认知障碍症状、恢复老人日常生活功能方面起到了良好效果。

④"好朋友"记忆照护模式：创立"好朋友"记忆照护模式，隐性处理规则，塑造自由、平等、友好的氛围，让患者在被妥善照护的同时，能享受生活乐趣，感受到生命尊严。

第六节　养老照护制度

一、我国长期护理保险制度

探索建立长期护理保险制度，是应对人口老龄化、促进社会经济发展的战略举措，是实现共享发展改革成果的重大民生工程，是健全社会保障体系的重要制度安排。2016年，人力资源社会保障部办公厅印发《关于开展长期护理保险制度试点的指导意见》（人社厅发〔2016〕80 号），在河北省承德市、吉林省长春市、黑龙江省齐齐哈尔市、上海市、江苏省南通市、苏州市、浙江省宁波市、安徽省安庆市、江西省上饶市、山东省青岛市、湖北省荆门市、广东省广州市、重庆市、四川省成都市、新疆生产建设兵团石河子市 15 个省（市）开展试点，探索建立以社会互助共济方式筹集资金，为长期失能人员的基本生活照料和与基本生活密切相关的医疗护理提供资金或服务保障的社会保险（简称社保）制度。利用 1 ～ 2 年试点时间，积累经验，力争在"十三五"期间，基本形成适应我国社会主义市场经济体制的长期护理保险制度政策框架。

保障范围。长期护理保险制度以长期处于失能状态的参保人群为保障对象，重点解决重度失能人员基本生活照料和与基本生活密切相关的医疗护理等所需费用。试点地区可根据基金承受能力，确定重点保障人群和具体保障内容，并随经济发展逐步调整保障范围和保障水平。

参保范围。试点阶段，长期护理保险制度原则上主要覆盖职工基本医疗保险的参保人群。试点地区可根据自身实际，随制度探索完善，综合平衡资金筹集和保障需要等因素，合理确定参保范围并逐步扩大。

资金筹集。试点阶段，可通过优化职工医疗保险统账结构、划转职工医疗保险统筹基金结余、调剂职工医疗保险费率等途径筹集资金，并逐步探索建立互助共济、责任共担的长期护理保险多渠道筹资机制。筹资标准根据当地经济发展水平、护理需求、护理服务成本及保障范围和水平等因素，按照以收定支、收支平衡、略有结余的原则合理确定。建立与经济社会发展和保障水平相适应的动态筹资机制。

待遇支付。长期护理保险基金按比例支付护理服务机构和护理人员为参保人提供的符合规定的护理服务所发生的费用。根据护理等级、服务提供方式等制定差别化的待遇保障政策，对符合规定的长期护理费用，基金支付水平总体上控制在 70% 左右。具体待遇享受条件和支付比例，由试点地区确定。

那么，这项正在探索的制度能够应对什么风险，实施这项制度能惠及多少人，它又会对我们提供怎样的保障？

应对"失能"风险

失能，是指失去生活自理能力。当人们年老体衰、疾病伤残、智力障碍或精神受损时，都有可能生活无法自理而需要他人照顾，由此发生的费用支出或收入损失，是失能者及其家庭面对的风险。当这种风险不断聚合并蔓延成社会风险时，就需要社会政策加以干预。需要指出的是，长期护理保险应对的并不是所有失能风险，而是"长期失能"的风险。从各国实践来看，一般认为持续失去生活自理能力达到 6 个月（180 天）以上的，则视为长期失能。这个时间间隔就像是商业疾病保险的等待期。

生活自理能力被分为基础性和工具性两类，前者是照顾自己的能力，如吃饭、穿衣等，后者是自己做事的能力，例如吃药、购物等。对"失能"的鉴定和评估，国际上惯用巴塞尔指数（Barthel index）。这个指数由 10 项指标计算形成，具体包括进食、洗澡、修饰仪容、穿衣、如厕、控制大便、控制小便、上下床、平地行走、上下楼梯。

按照困难程度，巴塞尔指数值在 0 ~ 100，值越小说明失能程度越严重。一般认为，评分在 40 分以下属于重度失能，40 ~ 60 分属于中度失能，60 分以上属于轻度失能。目前，有些试点地区自行设计了失能评估方法和标准，例如，上海按照 13 项日常生活活动能力、2 项工具性日常生活能力和 4 项认知能力，以及 10 种老年群体高发疾病建立评估体系，并设立了 0 ~ 6 级的评估等级；青岛按照民政部的《老年人能力评估标准》从 2018 年 4 月起启用 0 ~ 5 级的评估等级。其他试点城市则仍采用百分制，并主要保障 40 分以下的重度失能人员，南通和苏州稍稍扩大到中度失能人员，上海、青岛、南通等地还将重度失智人员纳入到制度覆盖范围内。

长期护理保险之所以越来越受到关注，根本原因在于人口老龄化热浪来袭，因年老体衰而失能的群体规模会越来越大。有两个年龄节点需要关注：一是 75 岁，75 岁之后的失能发生率会大幅提高。如在德国，75 岁以下老年人的失能发生率不到 5%，75 ~ 79 岁上升到 9%，80 ~ 84 岁接近 19%，85 岁以上超过 40%。另一个节点是 85 岁，85 岁之后的阿尔兹海默症发病率激增，失智风险加剧。到 2060 年，美国的阿尔兹海默病人数将是现在的 3 倍，占总人口的 3.3%。如果将上述比例套用在中国 10 多亿人口的规模上，失能人口数量必定是惊人的。

中国尚未广泛开展失能鉴定与评估工作，到底有多少失能人口也没有官方统计数据，广泛被引用的是全国老龄办在 2016 年"第四次中国城乡老年人生活状况抽样调查"报告中提到的"全国失能、半失能老年人大致 4063 万人，占老年人口的 18.3%"。有研究将其对比全国人口普查数据，认为这个数据太大，因为"六普"调查的"生活不能自理"人数不到 600 万；有研究根据各类人口调查数据库，测算出我国失能人口数为 1000 万 ~ 1500 万。

无论哪个数据，殊途同归地昭示——人口预期寿命越长、高龄老年人口越多，失能群体的规模就会越大，就越需要设计社会政策来解决照护失能人员的巨额社会成本。

能否保障失能人员

截至 2017 年年底，全国试点地区长期护理保险制度参保人数约有 4800 万，其中约 6 万人已经或正在享受待遇。这个数据反映出两个问题：一是参保情况不错。按照人力资源社会保障部的制度设计初衷，长期护理保险资金主要来自医疗保险结余基金的划拨，目前医疗保险几乎全民参保，长期护理保险的参保率自然很高；二是享受待遇人数与参保人数相比，也就是受益比率，只有 0.13%，无论与国外同类制度还是国内调研数据相比，都显得过低。试想如果出台全国统一制度，13.5 亿医疗保险参保人全部加入长期护理保险，按照 0.12% 的比率，受益人只有 160 多万，这与全国老龄办调查的 4063 万失能老年人数相比，相差实在太远。

为什么会有如此低的受益比率？试点地区的官员说，看到养老保险和医疗保险现在面临基金紧张的局面，再想想老龄化和高龄化高峰逼近，实在不敢贸然放开口子，加上目前还没有国家层面统一的失能鉴定评估标准，实践中也很难把握失能人口的具体数目，再考虑到当期养老服务供给乏力、"医养结合"道路崎岖，倘若唤醒了老百姓对长期照护的需求而服务供给不力，政策的实施效果和民众评价都将大打折扣。因顾虑重重，试点地区政府对这项社保"第六险"多持观望态度。

总体上看，长期护理保险制度沿袭了已有社会保险的设计理念。《关于开展长期护理保险制度试点的指导意见》的核心思想是：保障对象主要覆盖城镇职工基本医疗保险参保群体，根据资金筹集和保障需要再行扩面；试点阶段的筹资来源从医疗保险基金中调剂使用，未来将建立多渠道筹资机制；对符合规定的费用按 70% 报销；探索包括社会救助、商业保险、补助津贴等在内的多层次制度体系。

试点期限是两年，也就是到 2018 年 6 月底结束，照理应当对试点进行评估。但恰逢国务院机构改革，城镇职工医疗保险、城乡居民医疗保险和新型农村合作医疗保险这三大制度都被划入新成立的国家医疗保障局管理，长期护理保险的制度建设也随之迁移到新部门，加上试点地区起步不一，有的 2017 年年底方才发布方案，试点评估工作只能推迟。按照"十三五"规划的要求，到 2020 年之前应当完成长期护理保险制度的探索工作。因此，未来两年将是这项制度规划、建成的关键时期。

中国适用哪种模式

尽管中国的养老保险和医疗保险制度织就了全球最大的社会保障网，但这些保障还不足以覆盖生命全周期，失能老人的长期照护问题未得到有效解决。自"十一五"规划起，中国积极应对人口老龄化，将其列入国家战略，2016 年又启动"健康中国 2030"规划。可以说，长期护理服务供给所需的政策环境已经具备，那么，为失能者搭建终极保障的关键就在于发动需求，即通过制度安排，让失能者及其家庭有意愿并且有能力从社会上获得所需服务。

长期护理保险制度是为解决需求端问题而生的。以较早开展试点的青岛、长春和南通三市为例，对于入住定点机构的重度失能人员，长期护理保险基金支付的最高定额分别是每日 200 元、107 元和 70 元，尽管待遇标准的高低与各地试点政策的保障重点不同有关（青岛偏重医疗护理，故待遇标准高，而南通偏重生活照料，故待遇标准低），但都显著提高了失能人员接受专业护理的支付能力。

值得关注的是：享受待遇使失能人员及其家人有了福利获得感，很多老人因为能够享受国家福利而不再拒绝入住养老机构，很多子女也因为有了政府背书（定点协议）而不再担心机构服务质量，以往对机构养老的顾虑正在削弱。

学术界对是否应当建立长期护理的社会保险制度还存有争论，反对者的理由之一是至今建立长期护理保险制度的国家只有荷兰、以色列、德国、日本、韩国，屈指可数。

这 5 国的长期护理保险模式是，要求在职期间按工资收入的一定比例缴费，所有缴费收入汇集成长期护理保险基金，用于社会统筹；当个人发生失能风险时，按照规定标准可从基金中报销一定比例的费用，就是我们常说的"一方有难，八方支援"。从运行情况来看，荷兰大约有 5% 的人口、以色列有 2%、德国有 3%、日本有 4%、韩国有 1%，正在享受长期护理保险待遇，这些人都是经过评估的不同等级的失能人员。因为覆盖范围和待遇水平差别大，这些国家要求的缴费率各有不同，依次是 12.15%、0.33%、2.55%、1.58% 和 0.40%。缴费率不是固定的，每年或每隔几年会依据基金的支付能力进行调整，如德国从 1995 年制度启动时的 1% 上升到目前的 2.55%。

此外，德国对抚养负担不同的家庭、日本对不同年龄的参保人都规定了不同的缴费率，如德国规定无子女家庭要承担更多缴费，缴费率是 2.80%。

除了上述 5 国，其他国家对失能人员的保障主要是通过社会救助、商业保险、国家保障、政府津贴等形式提供。例如，美国有近 600 万老年人通过医疗救助（medicaid）得到护理保障，此外还有 700 多万人持有商业长护险保单；新加坡采取政府设计、商业机构承保的方式，有 1/5 的人口持有此类保单；瑞典等北欧福利国家则是通过高税收筹资，由政府为有需求的失能者购买长期照护服务。

与其他类型相比，社会保险模式更适用于中国。这是因为社会救助无法实现更大覆盖，商业保险不能作为保障主体，政府保障又受地方财力不均的掣肘，而社会保险在中国植根 30 年，其已被广为接受，能够与已有社会保险一脉相承。而且，社会保险模式优于政府保障但不排斥财政保底线，优于商业保险又以商业长护险作为补充。

长期护理保险制度应及早启动

与发达国家相比，中国是在用同等甚至更弱的经济能力，去供养数倍甚至数十倍于他国的老年人口。同时，供养老人的社会资源也很匮乏。家庭养老的传统方式正在被冲破：每年有超过 2.4 亿人口"人户分离"，很多人跨省就业，远离年迈的父母。离土离乡者最担心家中老人发生意外，一旦失能，其结果要么是外出就业子女辛劳奔波，要么是失能老人疏于照料。

实际上，民政系统推动建设的各类养老机构已有 740 多万张床位，但多年来一直被诟病床位空置率高、自理（而非失能）老人入住占比大：一边是 1000 多万空巢老人家庭、1000 多万独居老人家庭及 1000 多万完全失能老人，一边是仅有 700 多万张养老机构床位且入住率仍不足 6 成，反映出社会养老服务供求错位、失能老人支付能力不足等问题。

种种迹象表明，与长期护理相关的社会服务业迎来了政策春天，其中最具代表性的是国务院于 2013 年下发的《关于加快发展养老服务业的若干意见》。按照中央部署，以往主要由政府提供福利设施（养老院和敬老院）的做法彻底改变，日后要逐渐"使社会力量成为发展养老服务业的主体"。地方试行长期护理保险制度后，社会资本投资养老服务业的积极性大大提高，原有闲置的养老机构床位也被充分利用起来。

在目前减税降费的大环境下，诚然，强制征缴确实会传递税负增加的紧张感，但是，从抵御日渐聚合失能风险的社会收益、从长期照护家人的就业者要求松绑的急切心情、从养老服务业拉升区域经济的潜在效力等方面来看，应该尽早建立长期护理保险制度。

作为一项社会保险制度，基金平衡的机制至关重要。这里就以运转最为成熟的德国制度为参照，以各年龄组的失能发生率和不同失能等级的待遇标准套算，按照中国人口年龄结构，0.5%的缴费率完全能够满足当前基金平衡的需要。从0.5%的缴费率起步，并随着失能人口规模扩大使之稳步提高，把养老金购买照护服务的这部分功能拿出来，交给长期护理保险承担；在制度启动开始就形成社会共识和理性预期，即制度财务自我平衡，杜绝财政"兜底"基金。

为确保失能人员得到充足的照护服务，还需要发展商业保险作为重要补充。从1974年美国Genworth公司向市场首次投放商业长护险以来，近半个世纪过去，这个险种带来的教训很惨痛——因为预期寿命延长、医疗技术发展、慢性病人人数增加和带病存活期延长，加之保险产品设计过于乐观，造成保险公司长期巨亏。

但这并未阻碍商业长护险的发展，尤其是在有了社会保险作为基石后，商业长护险能够得到很好的发展。例如，法国建有照护津贴制度，这是一项政府出资并管理的福利保障，法国的商业机构就该制度的待遇资格作为理赔触发点，开发补充性的商业长护险产品。目前，法国是全球商业长护险持单比例最高的国家，超过10%的法国成年人拥有此类保险，这些人失能后可在照护津贴之上叠加报销。

研究显示，如果平均待遇率（待遇标准／社会平均工资）为30%（失能程度最轻的为15%、最重的为50%），若以2015年为初始期并实现制度全覆盖，当前即可为1300万失能人员提供长期护理保障，基金支出规模最多是GDP的0.3%；到2035年，将有2900万失能者得到保障，如果待遇率维持不变，基金总支出可控制在GDP的0.8%以内。

二、美国的商业养老模式

美国作为发达国家，人均消费水平相对较高，并且在1940年人均寿命也要高出我国很多，正是从那时开始，其逐步进入人口老龄化社会。2014 年，美国 65 岁以上老年人占总人口的 12.5%，预计到 2030 年将达到 19%，到 2050 年将超过 20%，预计达到 20.7%。2014 年，男女寿命平均值分别达到 81 岁和 83 岁，相较 20 世纪初的 76 岁和 77 岁，超出 65 岁的部分平均增长了 50%。因此，美国的医养结合养老需求增长迅速，美国的医养结合商业养老模式覆盖也最为广泛。

美国的社保制度最早从 20 世纪 30 年代开始，主要缘于美国 1929 年经济危机后，将近一半的人都处在贫困与饥饿的边缘，并产生了一系列的社会问题。1934 年由"经济保障委员会"起草的《社会保障法案》正式生效，这也标志着不同于欧洲的社会保障制度开始产生。在之后的 70 年中其逐步形成并稳固发展，到今天美国已经建立了一个 90% 以上人口都享有的社会保障体系。

美国主要有 3 种制度支撑其医疗社会保险体系发展。

第一种就是美国的社会保障制度。

美国的社会保险制度分为社会养老保险、补充退休养老保险及个人养老保险。在美国获得法定养老金，一般必须是 62 岁以上同时缴纳社会保障税 10 年以上的公民。领取养老金的多少也有严格的计算方法，跟社会的平均收入水平、人均收入积累、工作年数等方面都密切相关，由美国的社会保障总署负责审批和监管。企业的补充退休养老保险主要分为两种，分别是 DB 给付固定型和 DC 缴费固定型。其中缴费固定型绝大部分都是 401K 计划，由雇员和雇主同时按比例缴费，它最大的优点在于雇员可以自由选择购买，对这部分进行投资，包括债券、储蓄、股票及基金的多种形式。虽然在总体上有一定的限额，但是这种灵活的方式是养老保险保障和理财投资的有效结合。而个人养老保险更为弹性，主体是任何具有资金收益的人群，同时还能享受一定的税收优惠政策。

第二种就是美国的医疗保险制度。

它分为政府举办的社会保障医疗计划、团体保险计划及个人投保的商业医疗保险计划。三大医疗保险计划都有各自相应的体系与分支，交织成网络覆盖，形成较为全面的医疗保险制度。其中，负责主体都不太相同，65岁以上老年人的医疗保障负责主体是联邦政府，而团体保障和个人保障的负责主体为雇主和个人。这也体现了美国社保的特点，大部分靠商业经济，无论是雇主还是个人都是自由选择，而政府负责特殊弱势群体和政策调控。

(1) 社会保障医疗计划

社会保障医疗计划主要分为医疗照顾（Medicare）计划和医疗援助（Medicaid）计划。医疗照顾计划系统在住院保险（Part A）、补充医疗保险（Part B）、医疗保险选择（Part C）及处方药（Part D）4个方面都有相应的计划和细分。其中，住院保险是一项强制性的保险，用于65岁以上老人的住院治疗和护理，其来源主要是在职人员的医疗保险税。而Medicare Part B则覆盖了更广的部分，也更为细化，包括医生门诊服务、家庭保健服务及医疗设备使用服务等，同时也包括了一些特殊病种需要支付的费用。这些细分是我国目前的医疗保障体系远没有达到的，也是以后我国医疗保障体系细化的参考。Medicare Part D就是处方药计划，这项计划是目前为止，美国医疗保障体系中最大的创新，同时也在一定程度上减少了患者在处方药上的花费。尤其是对于患有慢性病的老年人群，如高血压、冠心病、慢性气管炎、糖尿病、恶性肿瘤等，在医疗养老上给予极大的支持。

(2) 团体保险计划

该计划只适用于弱势群体，向老年人、残障人士及社会最底层的穷人给予最基本的医疗帮助。它的资金来源比较广泛，既包括了政府，同时也包括了雇主和个人。同时，老年人也有一定的自付部分，但是，总体在比例上分配相对均衡，使整个资源达到了相对最优化。

(3) 商业医疗保险计划

比较前两种医疗保障计划，商业医疗保险计划竞争性较强。双蓝计划、团体和医疗保险组织计划就占了私人医疗保险的绝大部分。系统性地对客户多需求的服务进行细分和预估，再由雇主或个人自由选择。政府同时对商业医疗保险计划的一部分采取税收优惠政策。

第三种就是美国的失业保险制度。

其来源是社会保险工薪税，而这部分资金由雇主全部承担，由劳动部下属的就业和培训管理局具体实施管理，在此不再具体展开介绍。以上 3 种制度支撑了美国的养老社会保障体系，主要是以灵活、自由选择的方式进行，而对于相对弱势群体由政府拨款，中青年和雇主缴税，从而达到社会的相对均衡发展。

美国以自由市场经济为主，在养老产业上也都是以自由市场为主。以市场化方式发展的养老产业是我国养老模式的重要组成部分，所以美国发展养老产业的很多举措值得我国借鉴。特别体现在对老年人的照护上，美国主要强调老年人的自我意愿和自由选择。这是具有高度市场化的一种照护体系。在美国，大约有 84% 的居民选择采取商业保险的模式，同时也由自我意愿决定参选何种保险及如何保险。

三、日本的医疗转型养老模式

日本是全球老龄化最严重的国家之一，按照 65 岁以上人口占比超过 7% 的老龄化社会标准，日本于 1970 年就已经步入老龄化社会，比中国早了 30 年。由于社会的快速发展、人们生活水平和健康意识的提高，日本的人口平均寿命在世界上位居前列。低死亡率加之低出生率，使得日本在老年人的照料上困难日益加重。鉴于中日两国在生活习惯、文化氛围等方面比较相似，日本的老龄化应对措施对中国有很大的借鉴意义。

第二次世界大战以后，日本金融体系大面积崩盘，经济水平也出现了很大程度的退步。面对众多战后的残障军人、失业人士及战争遗属，日本保护国民为宗旨开始逐步实行社会保障制度。到 1961 年，基本搭建了比较完善的全民年金全民保险制度体系。随着日本经济的高速发展，社会保障制度得到了更好的发展和补充，不仅实现了真正意义上的全民养老及医疗保险，同时也建立了一些相应的福利制度，1973 年是日本社会保障制度的顶峰。两年后，随着日本经济的衰退，面对高负担的社会保障支付，日本财政不堪重负。日本开始通过修改相关法律和政策来减少社保支出，从而减少财政负担。1990—2017 年，是日本社会保障制度改革的时期。由于经济增长缓慢、企业终身雇佣制的改变、人口出生率和死亡率的逐步降低，妇女职业化等众多问题导致财政对于社会保障支付的负担加重，日本社会保障制度不断地进行改革与重塑。

日本的社会保障制度较为细致和复杂，对每一类人群的保障都进行了区分，特别是职业的不同，相对的社会保障都会有很大程度上的差距。总体来说，日本的社会保障制度体系主要由 5 个部分组成，包括年金保险、医疗保险、涝灾保险、雇用保险及护理保险。以下将主要就年金保险、医疗保险和护理保险 3 个部分展开讨论。

第一，日本的年金保险体系。该保险按照投保人的不同又分为国民年金、厚生年金和共济年金，以及企业年金。国民年金也是一项基础年金，主要有养老储备的老龄基础年金、为伤残赔付的障碍基础年金、为死亡赔付的遗族基础年金。针对的主要对象是所有在日本生活的 20 ～ 60 岁的人员。而厚生年金则不同，主要是针对企业员工设置的保险制度，对于已经缴纳满 25 年的企业员工就可以享受到厚生年金。同时，其对企业也有一定的要求，自营业者和 5 人以上的企业都必须加入厚生年金。共济年金的对象主要是公务员和学校的教职工。企业年金的对象就是企业员工。企业年金相对弹性较大，保费有企业全部承担的，也有个人部分承担的，这个与前面提到的美国 401K 保险制度基本相似。

第二，日本的医疗保险体系。日本的医疗保险制度分为健康保险和国民健康保险。两者针对的对象不同，分别是工薪阶层和自营业者、退休人员等。日本的医疗体系发展相对较早，早在 1958 年日本就实现了全民覆盖的医疗保险。

第三，日本的护理保险体系，也就是介护保险体系。20 世纪六七十年代，日本政府主推公立机构和福利设施养老，这个时期，日本建立了大量的公立养老机构。1970 年起，日本进入了老龄化社会，公立化的养老福利机构开始满足不了日益增长的养老需求。日本政府在 1973 年曾试图大幅提高社会福利，建设养老机构来保障老年人生活。但是庞大的社会保障体系给政府财政带来了极大的负担，难以长期持续。1982 年，日本颁布了《老年保健法》，改变了政府对老年人福利负有完全责任的理念，从政府层面引导社会力量进入养老产业的建设，让养老从一个"政府事业"真正变成了一个"市场产业"。1987 年，日本政府制定了《社会福利士及护理福利士法》，提出要加强养老服务人员的培养，大力推行"介护福利士"也就是养老护理人员的培养。1997 年，政府颁布了《介护保险法》，规定 40 岁以上的人群须缴纳护理保险年金，中央和地方政府补贴等量的资金来支持护理保险模式的运营，使得日本人在进入老年需要护理服务时，可以通过护理保险来支付养老护理服务的相关费用。《介护保险法》的发布，提高了社会化养老服务的效率，同时也推进了上门养老服务的进一步发展。

介护保险的推出成为日本养老市场的转折点，它将养老与护理进行了有机的统一，是医养结合的典型案例（表 1-2）。就保费标准和赔付额度而言，40 岁以上人群可以开始缴纳介护保险费；40～64 岁的人群由政府承担 50%、个人和单位承担 50%；65 岁及以上的投保人由政府和个人各承担 50%。

表 1-2　介护保险服务介绍

介护保险服务分类	所含项目
居家养老 (in-home services)	上门洗澡、上门照料、上门康复、门诊日间介护、门诊康复、介护器材租赁、家庭护理管理指导、使用特殊设备的老年人日常护理
社区养老 (community-based services)	夜间登门照料、失智患者门诊介护、小型多功能老人之家、失智患者日常社区照料、社区特定医疗器械的使用、社区预防器械的使用
机构养老 (facility services)	政府设立的养老机构、长期健康照料机构、疗养院

具体来说，根据收入水平的不同，介护保险将人群分为 6 个等级，收入最低等级的投保人只需缴纳标准保费的 50%，收入最高等级的投保人需要缴纳标

准保费的 150%。65 岁以后如果有护理需求，可以在评估后接受护理，个人只需
承担费用的 10%，其他 90% 由保险给付。根据个人身体情况不同，保险将老人
分为 7 个等级，从轻度到重度分别为：需要支援 1 ~ 2 年，需要介护 1 ~ 5 年。
根据等级的不同，其月度支出上限也不同，需要支援时费用为每月 5 万 ~ 11 万
日元（约合人民币 0.3 万 ~ 0.7 万元），需要介护时为每月 17 万 ~ 40 万日元（约
合人民币 1.1 万 ~ 2.5 万元），超出部分自费。

随着时间的推移，日本也在财政给付和负担之间平衡过渡改革，在国家财
政负担和个人与企业灵活负担上平衡过渡改革，也同时逐步实现碎片化的政策
整合，在现在及未来逐步实现医疗诊治到预防的过渡转型。

四、英国的税收筹资体制医养结合养老模式

基于国家的文化、政治、经济等因素，欧洲的养老模式主要分为两类：
一类是以英国为代表的，像意大利、西班牙等南欧国家的税收筹资体制；另一
类是以德国为代表的社会保险体制。其中也有一部分国家保留着两种体制混合
发展。

经过上百年的发展，英国已经形成了一套由政府主导的国民医疗服务体系，
也就是 National Health Service，简称 NHS。在 1948 年英国正式实施了 NHS
法案，主要是通过国家税收筹资体制，相关的医疗费用由政府直接和提供服务
者对接，也类似于政府购买服务，其中包括诊治和药品，并不向个人收取费用。
税收政策一出台，极大地鼓舞了英国的民心和士气，也很好地解决了战后人们
承担的压力。

NHS 制度在医疗诊治上，是由公民个人选择全科医生进行诊治，再根据疾
病的不同类型及严重程度确定就诊的先后顺序，这些全科医生的相关费用和奖
金都由政府负责出资。

NHS 制度的优点就是公民可以免费享受医疗而不用个人承担一点费用，这

是英国公民的福利，同时也为基础医疗的保障奠定了基础。但是，任何一种制度都有相对性，缺点也分几个方面。

首先，最重要的就是，资金全部来源于税收，对于国库的支出相对较大，但由于每一年的资金受经济影响不尽相同，所以出台了"等待"政策，等待的人群是基于疾病的严重程度先后采取免费诊治。而对于一些相对不严重的疾病，不论患者的财力与权利，都不在平衡的范围内。

其次，就是在相对偏僻的农村地区，全科医生为了更高的收入及更多的患者就诊，往往忽略诊治，这也就导致了就诊的资源不平均，为社会的不平衡发展埋下了伏笔。全科医生和公民之间建立一定的约定关系，当然也存在个别医生为提高公民后续续约带来的奖金，而故意放弃一些续约高风险的患者。

最后，全科医生和政府合作通常都是固定的工资，工资水平较低，这也往往导致英国国内的全科医生经常移民美国等地区去寻求更高的收入和发展，美国医生的薪资要比 NHS 制度下的全科医生高 3 倍，这也是全科医生医疗水平近些年下滑的原因。

总体来说，NHS 支付制度还是广泛地受到人们的认可，NHS 制度及英国未来的医养结合产业的发展也趋于疾病预防和居家照料。

五、以德国为代表的社会养老模式

欧洲的另外一种相对完善的社会保险制度就是德国的医养结合养老制度。德国是目前欧洲最"老"的国家，也是世界上第一个立法实施社会保障制度的国家。

1883—1889 年，德国先后颁布了《疾病保险法》《意外伤害保险法》《伤残老年保险法》，这也为以后德国医疗保险体系的发展奠定了基础。但是经过100 多年的发展，随着人口的老龄化，同很多发达国家一样，德国进入了医疗保险机构入不敷出的阶段，2006 年财政额外补贴高达 42 亿欧元，德国医疗保险不得不大刀阔斧地进行改革，开始推行政府为主体、私人医疗保险为补充的医疗保险政策，随后几年引入市场机制，形成个人、社会和国家相互协作的医疗保险体系。

在这种体系下，法定的医疗保险机构有权同市场竞争下的医院、医生和制药厂进行合作，形成联合医疗。这样就大大地节约了成本，减轻了财政的负担，改革的这种收权和放权也体现了政府的宏观调控和市场的自我约束。

德国目前实施的是以国家医疗保险为主、私人医疗保险为辅的医疗保险政策。到 2013 年，德国现有人口 8184 万，其中 60 岁以上老人为 2178 万，占 26.6%，预计到 2030 年，60 岁以上老人将达到 2850 万人。德国需护理的老人约 230 万人，其中 150 万人以居家养老为主，80 万人选择机构养老。德国共有 1.24 万家养老机构（养老院），其中 54% 为慈善组织所办，40% 为私人养老院，其余为公立养老院。

在长期照护和家庭养老方面，德国最有特色的就是通过"储蓄时间"计划获得社区养老及居家养老的上门护理时间。长期照护的问题除了财政的压力以外还有照护人员的缺失。

为了解决照护人员短缺的问题，政府规定凡是在德国年满 18 周岁的公民可以通过培训申请对老年人提供无偿的照料服务，这种照料时间的积累由社区及相关机构进行记录，将用于未来个人的照料服务时间积累。这项计划在德国广受欢迎，大量义工的加入也缓解了德国医疗人员短缺的现状。

六、澳大利亚的家庭和社区照料

澳大利亚的老年健康保障体系经历了两次调整：第一次是将在医院长期"压床"的患者分流到护理院；第二次是在 1980 年，政府在全国实行"家庭和社区照料"计划，开始强调家庭与社区照料的重要性，使养老模式由机构养老转向社区养老，社区照料也成为澳大利亚老年人目前首选的养老方式，其主要养老模式是居住式和居家式照护服务。

居住式的服务对象是经过评估无法在家进行生活的老年人，居住在养老院、老年公寓或康复中心等。居家式的服务包括提供居家养老和社区养老的服务及对相关服务的延伸照护和护理。1997 年，《老年保健法案》的通过，不仅为老年人的保健提供了法律保障，同时还明确了政府职责。其最主要的特点是形成了良好的社会竞争机制，使服务提供者通过竞争提高服务质量，降低政府支出。

澳大利亚拥有较为健全的养老保险制度，由全面养老金制度、职业年金制度和个人储蓄性商业保险制度 3 种保险制度维系养老保险体系的正常运行，医疗经费主要来源于政府拨款。在提供服务方面，澳大利亚的老年护理院采取分等级的护理方式，设立了老年照护评估组，对老年人的医疗需求和心理需求进行评估，找到最适合老年人的照护方式。在养老机构内还配有专业营养师，老年人入住养老院以后，有专门的物理治疗师根据老年人各自不同的状况制订康复计划。

在养老方面，澳大利亚重视家庭养老，采用家庭医生负责制。家庭医生每周到机构看望老年人一次，对老年人的身体进行评估。自配人员进行家庭护理可以得到一定的现金补贴，国家并为其提供休假等福利。

第二章

何为健康管理

健康管理是一种追本溯源的预防医学，是一种对个人或人群的健康危险因素进行检测、分析、评估和干预的全面管理的过程。其宗旨是调动个人、集体和社会的积极性，有效地利用有限的资源来达到最大的健康效果。健康管理可以了解身体年龄，判断患病倾向，由医生提供健康生活处方及行动计划。健康管理可以减少重大疾病的发生，提高保健效率，最终达到提高个人生命质量的目的。

第一节　健康的内涵

人们常说，健康是第一位的，没有健康，一切无从谈起。那么，什么是健康？什么样的人才能称作健康的人？

《黄帝内经》开篇即明确了健康的概念，书中指出，一个健康的人必须在天时、人事、精神方面保持适当的和有层次的协调。按照《黄帝内经》的观点，我们所言的健康人，其实只能算是"常人"，而一个真正健康的人应该符合以下3个条件：合天时，"处天地之和，从八风之理"，"法于阴阳，和于术数"；

合人事，"适嗜欲于世俗之间，无恚嗔之心，行不欲离于世，被服章，举不欲观于俗，外不劳形于事，内无思想之患，以恬愉为务，以自得为功"；养肾惜精，"志闲而少欲，心安而不惧，形劳而不倦"，"恬淡虚无，真气从之，精神内守，病安从来"。

一、健康新概念

随着经济、文化、价值多元化等因素的发展，人们面临的心理问题越来越突出，诸如人际关系障碍、夫妻关系不和、亲子关系紧张、性心理障碍、抑郁、焦虑、嫉妒、自私、自卑、猜疑、易怒等问题，这些问题严酷地摆在人们面前。而这些问题的症结，都与心理异常和人格障碍等有关。因而，人们的心理和生理疾病的发生率也在变化。在我国，据不完全统计，患有各种心理障碍及心因性疾病的人数已经越过总人口的10%。

为此，医学模式也逐渐从原来的"生物医学模式"发展为"生物心理社会医学模式"。随着医学模式的转换，世界卫生组织（WHO）提出了与之相适应的"健康新概念"。

世界卫生组织关于健康的定义为："健康乃是一种在身体上、精神上的完满状态，以及良好的适应力，而不仅是没有疾病和衰弱的状态。"这就是人们所指的身心健康，也就是说，一个人在躯体健康、心理健康、社会适应良好和道德健康4个方面都健全，才是完全健康的人。

新的健康概念将人的健康分为生理健康、心理健康、道德健康、社会适应健康4个层次，并且后面的健康层次是以前面的健康层次为基础而发展的更高级的健康层次。

生理健康层次。其指的是人体的组织结构完整和生理功能正常。人体的生理功能是指以人体内部的组织结构为基础，以维持人体生命活动为目的，协调一致的复杂而高级的运动形式。生理健康是其他健康层次的基础，是自然人的健康。

心理健康层次。一般有 3 个方面的标志：第一，具备健康心理的人，人格是完整的，自我感觉是良好的。情绪是稳定的，积极情绪多于消极情绪，有较好的自控能力，能保持心理上的平衡。有自尊、自爱、自信心及自知之明。第二，一个人在自己所处的环境中，有充分的安全感，且能保持正常的人际关系，能受到别人的欢迎和信任。第三，健康的人对未来有明确的生活目标，能切合实际地、不断地进取，有理想和事业的追求。

道德健康层次。道德健康以生理健康、心理健康为基础，并高于生理健康和心理健康，是生理健康和心理健康的发展。道德健康的最高标准是"无私利人"；基本标准是"为己利他"；不健康的表现是"损人利己"和"纯粹害人"。

社会适应健康层次。社会适应是指一个人在社会生活中的角色适应，包括职业角色、家庭角色及学习、娱乐中的角色转换与人际关系等方面的适应。社会适应良好，不仅要具有较强的社会交往能力、工作能力和广博的文化科学知识，能胜任个人在社会生活中的各种角色，而且能创造性地取得成就贡献于社会，达到自我成就、自我实现，这是最高境界。

二、健康标准

世界卫生组织对健康提出了 10 条标准。

①精力充沛，能从容不迫地应付日常生活的压力而不感到过分紧张，可以从事渴望做的一切工作；

②处事乐观，态度积极，乐于担责任，严于律己宽以待人；

③应变能力强，能够较好地适应环境的各种变化；

④对于一般感冒和传染病有抵抗能力；

⑤体重标准，身体匀称，站立时身体各部位协调；

⑥眼睛明亮，反应敏捷无炎症；

⑦头发有光泽，无头屑或较少；

⑧牙齿清洁，无龋齿、无疼痛，牙龈色正常无出血现象；

⑨肌肉、皮肤有弹性，走路感觉轻松；

⑩善于休息，睡眠好。

健康标准对不同年龄、不同性别的人有不同的要求。世界卫生组织的年龄分期是：44 岁及以下的人被列为青年；45 ～ 59 岁的人被列为中年；60 ～ 74 岁的人为较老年（渐近老年）；75 ～ 89 岁的人为老年；90 岁及以上为长寿者。

1992 年，世界卫生组织在维多利亚宣言中提出健康的四大基石：合理膳食、适量运动、戒烟限酒、心理平衡。

三、健康程度

据世界卫生组织研究报告可知：人类 1/3 的疾病通过预防保健可以避免，1/3 的疾病通过早期的发现可以得到有效控制，1/3 的疾病通过信息的有效沟通能够提高治疗效果。因此，及时了解掌握自己的身体存在哪些疾病或是隐患十分重要。因为很多时候，身体虽然没有什么异常，但是可能会有处于潜伏期的病变，如高血脂或糖尿病，早期发现就能够及时治疗。专家建议我们应该定时进行全面的健康检查。此外，还有一些简单而实用的健康检测方法，能够让我们随时随地对自己的身体状况进行检查，随时掌控身体的健康动向，及时采取相应对策。

1．"不倒时间"——检验老化程度

平衡能力在人类生活中有非常重要的意义。日本京都府立医科大学的山田教授根据对人体组织 30 多年的研究提出一种简单易行的"人体老化简易自测法"。具体方法：自测者双手下垂紧贴身体两侧，闭上眼睛，用一只脚直立站住，然后根据他的"不倒时间"来判断自己老化程度。判断标准：9.9 秒，男性生理年龄为 30 ～ 35 岁，女性生理年龄为 40 ～ 49 岁；8.4 秒：男性生理年龄为

40 ~ 49 岁，女性生理年龄为 50 ~ 59 岁；7.4 秒：男性生理年龄为 50 ~ 59 岁，女性生理年龄为 60 ~ 69 岁；5.8 秒：男性生理年龄为 60 ~ 69 岁，女性生理年龄为 70 ~ 79 岁。未达到标准者，老化程度偏快，即生理年龄高于实际年龄。

2. 腰臀比——检验脂肪指标

腰臀比（WHR）是反映身体脂肪分布的一个简单指标，世界卫生组织通常用它来衡量人体是肥胖还是健康，保持臀围和腰围的适当比例关系，对成年人体质和健康及其寿命有着重要意义。许多研究已证明，该比值与心血管发病率有密切关系。标准的腰臀比为男性 < 0.8，女性 < 0.7。根据美国运动医学学会1997 年推荐的标准，男 WHR>0.95 和女 WHR>0.86 就是具有心血管疾病危险性的腰臀比数据。注意，测量时一定要采取站姿。

3. 屏气时间——检验肺脏功能

吸一口气，然后屏气，时间越久越好，再慢慢呼出，呼出时间 3 秒钟为最理想。最大限度屏气，一个 20 岁、健康状况甚佳的人，可持续 90 ~ 120 秒。而一个年满 50 岁的人，约为 30 秒。

4. 脉搏——检验心脏功能

3 次脉搏数相加，减去 200 再除以 10，即（脉 A+ 脉 B+ 脉 C−200）/10，若所得结果为 0 ~ 3 说明你的心脏强壮；3 ~ 6 良好；6 ~ 9 心脏一般；9 ~ 12 心脏不怎么好；12 以上应及时找医生。

5. 仰卧起坐——检验体力

20 岁的健康人在 1 分钟内仰卧起坐的最佳成绩为起落 45 ~ 50 次；30 岁的为 40 ~ 45 次；40 岁的为 35 ~ 40 次；50 岁的为 25 ~ 30 次；60 岁的为 15 ~ 20 次。

6. 爬楼梯——检验体力、腿力

一步迈两级台阶，能快速登上 5 层楼，说明健康状况良好；一级一级登上 5 层楼，没有明显的气喘现象，健康状况不错；如果气喘吁吁、呼吸急促，为较差型；登上 3 楼就又累又喘，意味着身体虚弱，应到医院进一步查明原因，切莫大意。

四、健康生活方式

美国加州大学公共健康系莱斯特·布莱斯诺博士对约 7000 名 11 ~ 75 岁的不同阶层、不同生活方式的男女居民进行了 9 年的研究，结果证实，人们的日常生活方式对身体健康的影响远远超过所有药物的影响。

据此，莱斯特博士和他的合作者研究出一套简明的、有助于健康的生活方式。

①每日保持 7 ~ 8 小时睡眠。

②有规律的早餐。

③少吃多餐（每日可吃 4 ~ 6 餐）。

④不吸烟。

⑤不饮或饮少量低度酒。

⑥控制体重（不低于标准体重的 10%，不高于 20%）。

⑦规律的锻炼（运动量适合本人的身体情况）。

此外，每年至少检查一次身体。布莱斯诺博士指出，它适用于各种年龄的人，特别适用于身体功能处于下降阶段的人。若能遵循上述 7 种习惯去生活，那么将会使你终身受益。一般来说，年龄超过 55 岁的人如果能按上述的 6 ~ 7 种习惯去生活，将比仅仅遵循 3 种或更少的习惯生活的人长寿 7 ~ 10 年。

第二节　健康管理的内容

一、健康管理的定义

健康管理是一种追本溯源的预防医学；是一种对个人或人群的健康危险因素进行检测、分析、评估和干预的全面管理的过程；是以预防和控制疾病发生与发展，降低医疗费用，提高生命质量为目的，针对个体及群体进行健康教育，提高自我管理意识和水平，并对与其生活方式相关的健康危险因素进行评估监测，通过健康信息采集、健康检测、健康评估、个性化监看管理方案、健康干预等手段持续加以改善的过程和方法。其宗旨是调动个人、集体和社会的积极性，有效地利用有限的资源来达到最大的健康效果。

健康管理是 20 世纪 50 年代末最先在美国提出的概念（managed care），其核心内容是医疗保险机构通过对其医疗保险客户（包括疾病患者或高危人群）开展系统的健康管理，达到有效控制疾病的发生或发展，显著降低出险概率和实际医疗支出，从而减少医疗保险赔付损失的目的。国内外大量预防医学研究表明，在预防上花 1 元钱，就可以节省 8.59 元的药费，还能相应节省约 100 元的抢救费、误工损失、陪护费等。

相对狭义的健康管理（health management），是指基于健康体检结果，建立专属健康档案，给出健康状况评估，并有针对性地提出个性化健康管理方案（处方），据此，由专业人士提供一对一咨询指导和跟踪辅导服务，使客户从社会、心理、环境、营养、运动等多个角度得到全面的健康维护和保障服务。

二、健康管理的特点

健康管理主要有以下 3 个特点[1]：

①健康管理是以控制健康危险因素为核心，包括可变危险因素和不可变危险因素。前者为通过自我行为可以改变的可控因素，如不合理饮食、缺乏运动、吸烟酗酒等不良生活方式，高血压、高血糖、高血脂等异常指标。后者为不受个人控制因素，如年龄、性别、家族史等。

②健康管理体现一、二、三级预防并举。一级预防，即无病预防，又称病因预防，是在疾病（或伤害）尚未发生时针对病因或危险因素采取措施，降低有害暴露的水平，增强个体对抗有害暴露的能力，预防疾病（或伤害）的发生或至少推迟疾病的发生。二级预防，即疾病早发现早治疗，又称临床前期预防（或

---

[1] 梁万年. 卫生事业管理学. 北京：人民卫生出版社，2008.

症候前期），即在疾病的临床前期作好早期发现、早期诊断、早期治疗的"三早"预防措施。这一级的预防是通过早期发现，早期诊断而进行适当的治疗，来防止疾病临床前期或临床初期的变化，使疾病在早期就被发现和治疗，避免或减少并发症、后遗症和残疾的发生，或缩短致残的时间。三级预防，即治病防残，又称临床预防。三级预防可以防止伤残和促进功能恢复，提高生存质量，延长寿命，降低病死率。

③健康管理的服务过程为环形运转循环。健康管理的实施环节为健康监测（收集服务对象个人健康信息，是持续实施健康管理的前提和基础）、健康评估（预测各种疾病发生的危险性，是实施健康管理的根本保证）、健康干预（帮助服务对象采取行动控制危险因素，是实施健康管理的最终目标）。整个服务过程，通过这3个环节不断循环运行，以减少或降低危险因素的个数和级别，保持低风险水平。

三、健康管理的实施意义

疾病特别是慢性非传染性疾病的发生、发展过程及其危险因素具有可干预性，每个人都会经历从健康到疾病的发展过程。一般来说，是从健康到低危险状态，再到高危险状态，然后发生早期病变，出现临床症状，最后形成疾病。这个过程可以很长，往往需要几年到十几年，甚至几十年的时间，而且和人们的遗传因素、社会和自然环境因素、医疗条件及个人的生活方式等因素都有高度的相关性，其间变化的过程多也不易察觉。

现代人们的生活方式包括饮食结构、工作、睡眠、运动、文化娱乐、社会交往等诸多方面。过重的压力造成精神紧张，不良的生活习惯，如过多的应酬、吸烟、过量饮酒、缺乏运动、过度劳累等，都是危害人体健康的不良因素。例如，对于长期从事办公室工作的人来说，长时间坐位、运动不足、长期使用计算机等，可以导致颈、腰肌劳损，颈椎病，腰椎间盘突出，便秘，痔疮，皮肤损害等；

饮过量咖啡、浓茶、酒、吸烟，工作紧张，压力大，睡眠不足，睡眠质量差等，也都会不同程度地导致健康受损。长此以往，可以出现各种各样的病症。

健康管理就是运用信息和医疗技术，在健康保健、医疗的科学基础上，通过系统检测和评估可能发生疾病的危险因素，帮助人们在疾病形成之前进行有针对性的预防性干预，建立有序健康的生活方式，降低风险状态，可以成功地阻断、延缓，甚至逆转疾病的发生和发展进程，实现维护健康的目的。而一旦出现临床症状，则通过就医服务的安排，尽快地恢复健康。

健康风险评估是健康管理过程中关键的专业技术部分，并且只有通过健康管理才能实现，是慢性病预防的第一步。通过所收集的大量的个人健康信息，分析建立生活方式、环境、遗传等危险因素与健康状态之间的量化关系，预测个人在一定时间内发生某种特定疾病或因为某种特定疾病导致死亡的可能性，并据此按人群的需求提供有针对性的控制与干预，以帮助政府、企业、保险公司和个人，用最少的成本达到最大的健康效果。

具体而言，健康管理可以了解个人的身体年龄，判断患病倾向，由医生向个人提供健康生活处方及行动计划，长期（终生）跟踪个人的健康，最大限度减少重大疾病的发生。同时，及时指导就医，降低个人医疗花费，提高个人的保健效率，最终达到提高个人生命质量的目的。

在西方，健康管理计划已经成为健康医疗体系中非常重要的一部分，并已证明能有效地降低个人的患病风险，同时降低医疗开支。美国的健康管理经验证明，通过有效的主动预防与干预，健康管理服务的参加者按照医嘱定期服药的概率提高了50%，医生能开出更为有效的药物与治疗方法的概率提高了60%，从而使健康管理服务的参加者的综合风险降低了50%。

四、健康管理与医疗服务的区别

（一）服务对象不同

医疗服务主要为已出现疾病症状的群体提供诊疗服务，以疾病为中心整合医疗卫生资源，提供相应的服务包。而健康管理服务面向所有人群，并以健康、亚健康、慢性病患者、老年群体为重点服务对象。

（二）需求不同

1. 服务需求

由于疾病发生的不确定性，医疗服务需求呈现不规则、不确定性特点。消费者对医疗服务的需求是一种被动、应对式消费。而健康管理是一种主动的健康维持和促进模式，随着健康预防和健康风险预测等技术的进步，健康管理一方面有路可循；另一方面服务模式和服务标准可复制、可重复性提高，为健康管理服务规模化提供了前提。

2. 价格弹性

由于健康的不可逆性，以及疾病对身体机能、工作时间、金钱的损失直接关联，医疗服务需求是一种刚性的需求、缺乏价格弹性。而健康管理服务是一种非必需的服务，具有时尚消费特征，可纳入更多附加值，具备一定的价格弹性，对消费者的支付能力提出更高的要求。

3. 服务期望

健康服务产品的生产和提供完全相同，交易关系存在信任因素，病人对医生的期望不同于普通服务提供者。基于对生命的尊重，享受充分的医疗保健服务是一种基本人权，普遍的社会道德要求疾病治疗不能受支付能力的限制。人们普遍认为医生应该以病人为中心，而不是以利润为导向。因此，医疗服务的产业化在世界范围内都是一个受到普遍争议的问题，而健康管理服务则没有这种对从业人员的集体道德约束导向，健康管理服务的产业化并不存在难以逾越的障碍。

（三）供给区别

健康管理服务在信息的不完全性、市场管制严厉程度上与医疗服务也存在一定的差别。从一定程度上讲，健康管理服务正是对医疗服务行业不完全信息的一种弥补。

1. 不完全性

医疗服务存在发病的不确定性和治疗效果的不确定性，同时医生和病人之间信息不对称，医疗服务市场的供给是不完全的。而健康管理服务通过健康信息的长期、持续、系统的监测和收集，正是对医疗服务市场不完全性的一种弥补。健康管理服务的保健预防效果同样存在不确定性，因此基于基因等生物医疗技术，以及健康信息的监测、收集、评估，提高疾病预测、个人化治疗方案等健康干预效果的确定性，是健康管理服务业的重要前提，也是健康管理服务的价值所在。

2. 供给条件

医疗服务受到执业许可的行业准入限制，执业许可被认为是一种最低质量的保证，而健康管理服务因较少涉及具体的诊疗过程，大部分服务内容只需少量培训就可完成，对从业人员专业技术水平的要求低于医疗服务行业（表2-1）。

表 2-1　健康管理服务业与医疗服务业的区别

比较对象		医疗服务业	健康管理服务业
服务对象	服务群体	病人，已经生病	健康和亚健康等全部人群
	服务客体	以疾病为中心	以病人健康连续体为中心；不包括具体诊疗过程
需求特征	服务需求	不规则，不确定；高风险；被动消费	有路可循，可复制，可重复使用；效果不确定；主动消费

续表

比较对象		医疗服务业	健康管理服务业
需求特征	服务期望	对医生道德约束更严格，存在集体导向	没有道德要求的集体导向
	价格弹性	刚性需求； 缺乏价格弹性	公共健康管理是一种价值品，非刚性需求； 需求具有价格弹性
	收入弹性	刚性需求； 缺乏价格弹性	非刚性需求； 需求具有收入弹性
供给特征	不完全性	发病、治疗效果不确定，信息不对称	保健预防效果不确定；健康信息监测降低信息不完全性
	供给条件	受执业许可行业准入限制	受职业许可行业准入限制

总之，与医疗服务的市场化受传统共识、不完全市场的制约不同，健康管理服务正是在对健康信息的监测、评估和利用中，对医疗保健市场中信息不对称性、不确定性的消解。健康管理服务需求和服务更容易形成标准化产品，从而存在规模化生产的可能。

健康管理服务与医疗服务的区别，一方面是在全民健康促进的应用策略上，评价及制定健康管理路径，顶层公卫政策的引导与参与尤为重要；另一方面是健康管理需要全人、全程、全方位的实施开展，是一门由专业学科支持的服务体系，应规避碎片化、叠加式的服务。

第三节　部分发达国家健康管理介绍

一、美国

1929 年，由于健康管理能有效降低医疗赔付费用，美国蓝十字和蓝盾保险公司在对教师和工人提供基本的医疗诊费的同时，也提供进行健康管理的费用，由此产生了健康管理的商业行为。

1969 年，美国联邦政府出台了将健康管理纳入国家医疗保健计划的政策。尼克松政府更是将健康管理服务推向市场，从而迫使全美保险公司由原来单一的健康保险赔付担保，向较全面的健康保障体系转变。

1973 年，美国政府正式通过了《健康维护法案》，特许健康管理组织设立关卡，限制医疗服务，以控制不断上升的医疗支出。如今，健康管理组织也统称为"管理医疗模式（managedcare）保险制度"，终于取代了美国部分的医疗保险。

1978 年，美国密执安大学成立了健康管理研究中心，旨在研究生活方式、行为，及其对人一生健康、生活质量、生命活力和医疗卫生使用情况的影响。

美国健康管理经过几十年的蓬勃发展，已成为美国医疗服务体系中重要的组成部分，且实践证明健康管理能够有效地改善人们的健康状况并明显降低医疗保险的开支。

目前，有 7700 万的美国人在大约 650 个健康管理组织中享受医疗服务，超过 9000 万的美国人成为 PPO 计划的享用者。这意味着每 10 个美国人就有 7 个享有健康管理服务。

近乎完善的市场化医疗保健体制是美国健康管理市场化的必然。尽管美国各州不同程度上都有商业保险必须为健康管理买单的立法，但分工细致的健康保险和独立的医疗卫生商业服务实体，仍需要在立法之外，通过特别的保险项目来兑现健康管理资源。

二、日本

日本早在 1959 年就开始针对卫生状况和潜在公共卫生问题实施健康管理。通过"有病早治，无病早防"有效地控制了医疗费用增长，提高了国民的健康水平，使国家人口平均寿命从 1947 年的 50 岁上升到 1992 年的男性 76.09 岁、女性 82.22 岁。而近年平均寿命已经接近 90 岁，居世界第一位。其原因是日本人一生都在进行健康投资。日本家庭普遍享有健康管理机构及保健医生的长期跟踪服务，包括为家庭建立健康档案，负责家庭的健康管理，卫生行政部门和保健所会共同开展健康促进活动。

三、英国

英国医疗健康管理服务主要由国家健康保障体系（national health service, NHS）主导。以国家税收和国家保障体系为来源的公共基金为所有国民提供全套建的医疗服务。服务按需提供，与支付能力没有关系。商业健康保险主要客户为收入较高的人群，包括收入损失险、重大疾病险、长期护理保险、私人医疗保险、健康基金计划和牙医保险等。英国私营的英国有远见者联合会（BUPA）是国际性的医疗及保健、保险组织。客户可在当天收到包括疾病预防行动方案的体检结果。目前该机构会员遍布 190 多个国家，为全球超过 800 万机构的 4 万多位雇员提供全球性医疗保险及保健服务。其医疗医保结合的健康保险模式备受世人瞩目。

四、德国

1883 年，德国颁布《企业工人疾病保险法》，成为世界上最早实施相关政策并政策相对健全的社会医疗保障国家。2002 年德国政府把劳动和社会政策部的社会保障职能与卫生部合并组建"卫生和社会保障部"。该部细分为药品监管、卫生保护、卫生保健服务、强制性社会保险和长期照顾等职能，按职能分别形成预防服务、控制传染病、社会保险、退休保险和社会补偿、残疾人和社会福利等项目来满足健康管理需要。

第四节　健康中国 2030

中华人民共和国成立以来特别是改革开放以来，我国健康领域改革发展取得显著成就，城乡环境面貌明显改善，全民健身运动蓬勃发展，医疗卫生服务体系日益健全，人民健康水平和身体素质持续提高。2015 年我国人均预期寿命已达 76.34 岁，婴儿死亡率、5 岁以下儿童死亡率、孕产妇死亡率分别下降到 8.1‰、10.7‰ 和 20.1/10 万，总体上优于中高收入国家平均水平，为全面建成小康社会奠定了重要基础。同时，工业化、城镇化、人口老龄化、疾病普遍化、生态环境及生活方式变化等，也给维护和促进健康带来一系列新的挑战，健康服务供给总体不足与需求不断增长之间的矛盾依然突出，健康领域发展与经济社会发展的协调性有待增强，需要从国家战略层面统筹解决关系健康的重大和长远问题。

"十三五"之后，国家提出"大健康"建设，把提高全民健康管理水平放在国家战略高度。习近平总书记指出，健康是促进人的全面发展的必然要求，是经济社会发展的基础条件，是民族昌盛和国家富强的重要标志，也是广大人民群众的共同追求。

2016 年 10 月 25 日，中共中央、国务院发布了《"健康中国 2030"规划纲要》（简称《纲要》），这是今后 15 年推进健康中国建设的行动纲领（表 2-2）。《纲要》是中华人民共和国成立以来首次在国家层面制定的健康领域中长期战略规划。同时，也是我国积极参与全球健康治理，履行对联合国"2030 可持续发展议程"承诺的重要举措[1]。健康中国就是人民健康长寿的中国，也是国民健康素质和健康服务水平达到世界先进水平的中国。健康中国从健康生活、健康质量和健康能力 3 个维度，为个人和家庭、健康相关机构和政府部门等提供一个行为导向和政策依据，使之合力建设人民健康长寿、经济社会相互支撑的健康中国。

---

① 国家卫生和计划生育委员会.《"健康中国 2030"规划纲要》辅导读本. 北京：人民卫生出版社，2017.

表 2-2　"健康中国 2030"发展重点

项目	健康生活行动议程	健康质量促进工程	健康能力提升工程
行为主体	个人和家庭，公共卫生机构	医护机构，患者	政府健康部门，健康机构
健康理念	不生病	早康复	全覆盖、可持续
战略目标	控制健康风险，"健康生活少生病"	提升健康质量，"有病早治早康复"	增强健康能力，"优质公平可持续"
基本任务	提升全民健康素质，控制和降低健康风险	提升患者健康质量，提升健康服务水平	提高健康服务和健康保障的能力，减少健康不平等
重大举措	健康生活全程规划，健康生活行为指南	医护服务流程再造，社区医院标准化	分工合作制国民健康体系，健康中国指标体系

一、健康中国战略选择

　　健康不仅是没有疾病和虚弱，而且是身体的、精神的、道德的和社会适应的良好状态。健康是人的基本权利，是人生的首要财富。"健康中国 2030"的一个重要宗旨是促进全民的健康长寿，实现"健康生活少生病、有病早治早康复、健康服务全覆盖、优质公平可持续"的健康理念（表 2-3）。

表 2-3　"健康中国 2030"的原则和理念

项目	主要内容
宗旨	促进全民的健康长寿
基本原则	健康优先、质量优先、公平优先、共建共享
基本理念	健康中国，人人有份；健康生活，家家有责
	健康服务，全民覆盖；健康保障，强度递进
	健康促进，预防为主；健康体系，分工合作

　　牢固树立创新、协调、绿色、开放、共享的发展理念，以提高全民健康水平为核心，以控制健康风险、促进健康质量和提升健康能力为抓手，建立全民

参与、全程覆盖、分工合作、健康生活和健康服务相互促进的国民健康体系，不断满足人民日益增长的健康需求。

一是健康优先。没有健康就没有健康中国。健康是工作和生活的生理基础，健康应摆在工作和生活的优先位置。把健康理念融入日常生活和所有政策。建立健康影响评价制度，加快形成有利于提高健康水平的健康生活方式和经济社会发展模式。

二是质量优先。健康服务，质量第一。建立健康生活和健康服务的全面质量管理体系，大幅提升健康生活、健康服务、健康用品和健康环境的质量，提高全民健康水平和健康满意度。

三是公平优先。以人为本，服务全民。优先普及基本公共健康服务。逐步缩小城乡和地区之间的健康服务和健康水平的差异，不断改善健康公平性。坚持基本健康服务的公益性，同时鼓励非基本健康服务的适度发展，满足人民生活水平提高后的多样化健康需求。

四是共建共享。按照人人参与、人人享有的要求，动员全社会积极参与，形成健康文化和健康生活方式。促进健康服务的提供方和接受方相互理解和信任，实现合作共赢。

二、健康中国战略目标

"健康中国 2030"的总目标为：提升全民的健康素质和健康寿命，提升健康服务的水平和质量，提升健康保障和健康治理的能力和效率；建成高效可持续的分工合作制国民健康体系和从胎儿到生命终点的全程健康服务和健康保障新机制，使人民健康生活满意度大幅提高。

到 2020 年，建立覆盖城乡居民的中国特色基本医疗卫生制度，健康素养水平持续提高，健康服务体系完善高效，人人享有基本医疗卫生服务和基本体育健身服务，基本形成内涵丰富、结构合理的健康产业体系，主要健康指标居于中高收入国家前列。

到 2030 年，促进全民健康的制度体系更加完善，健康领域发展更加协调，健康生活方式得到普及，健康服务质量和健康保障水平不断提高，健康产业繁荣发展，基本实现健康公平，主要健康指标进入高收入国家行列。

到 2050 年，建成与社会主义现代化国家相适应的健康国家。

到 2030 年具体实现以下目标。

——人民健康水平持续提升。人民身体素质明显增强，2030 年人均预期寿命达到 79.0 岁，人均健康预期寿命显著提高。

——主要健康危险因素得到有效控制。全民健康素养大幅提高，健康生活方式得到全面普及，有利于健康的生产生活环境基本形成，食品药品安全得到有效保障，消除一批重大疾病危害。

——健康服务能力大幅提升。优质高效的整合型医疗卫生服务体系和完善的全民健身公共服务体系全面建立，健康保障体系进一步完善，健康科技创新整体实力位居世界前列，健康服务质量和水平明显提高。

——健康产业规模显著扩大。建立起体系完整、结构优化的健康产业体系，形成一批具有较强创新能力和国际竞争力的大型企业，成为国民经济支柱性产业。

——促进健康的制度体系更加完善。有利于健康的政策法律法规体系进一步健全，健康领域治理体系和治理能力基本实现现代化。

三、健康中国建设主要指标

"健康中国 2030"主要指标见表 2-4。

表 2-4 "健康中国 2030" 13 个主要指标

领域	指标	2015 年	2020 年	2030 年
健康水平	人均预期寿命 / 岁	76.3	77.3	79.0
	婴儿死亡率 /‰	8.1	7.5	5.0
	5 岁以下儿童死亡率 /‰	10.7	9.5	6.0
	孕产妇死亡率 / (1/10 万)	20.1	18.0	12.0
	城乡居民达到《国民体质测定标准》合格以上的人数比例 /%	89.6(2014 年)	90.6	92.2
健康生活	居民健康素养水平 /%	10	20	30
	经常参加体育锻炼人数 / 亿人	3.6(2014 年)	4.4	5.3
健康服务与保障	重大慢性病过早死亡率 /%	19.1(2013 年)	比 2015 年降低 10%	比 2015 年降低 30%
	每千常住人口执业（助理）医师数 / 人	2.2	2.5	3.0
	个人卫生支出占卫生总费用的比重 /%	29.3	28 左右	25 左右
健康环境	地级及以上城市空气质量优良天数比率 /%	76.7	＞80	持续改善
	地表水质量达到或好于 III 类水体比例 /%	66	＞70	持续改善
健康产业	健康服务业总规模 / 万亿元	—	＞8	16

人均预期寿命、婴儿死亡率、5 岁以下儿童死亡率和孕产妇死亡率是 4 个国际公认的衡量居民健康水平的主要指标。经过各方面反复测算，与中高收入国家 2020 年、高收入国家 2030 年主要健康指标预测值相比，我国所提人均预期寿命、 婴儿死亡率、5 岁以下儿童死亡率和孕产妇死亡率 4 个主要健康指标 2020 年的目标值均优于中高收入国家前 1/4 的水平，2030 年的目标值均达到或接近高收入国家平均水平，据此提出了 "2020 年，主要健康指标居于中高收入国家前列"， "2030 年，主要健康指标进入高收入国家行列"。

人均预期寿命达到 79.0 岁。人均预期寿命是指在一定死亡水平下，预期每个人出生时平均可存活的年数，是国际上衡量一个国家或地区医疗卫生服务水平及经济社会发展水平的主要指标。2015 年我国人均预期寿命为 76.34 岁。以第四、第五、第六次人口普查数据为基础，采用指数回归法和寿命表法计算，2020 年、2030 年我国居民人均预期寿命分别约为 77.3 岁和 79.0 岁（联合国预测值为 79.08 岁）。推进健康中国建设，大幅提高人民健康水平，必须确立"以促进健康为中心"的"大健康观"，全方位、全生命周期维护人民群众健康。

婴儿死亡率下降到 5‰。婴儿死亡率指出生至不满 1 岁的活产婴儿死亡人数与活产数之比，即婴儿死亡率＝（该年该地婴儿死亡数／某年某地活产数）× 1000‰。2015 年，全国婴儿死亡率为 8.1‰。综合利用儿童死因别死亡率法和趋势分析法，考虑早产、出生窒息、肺炎、腹泻等可预防疾病死亡率下降趋势，结合国际发展趋势和横向比较，将 2020 年全国婴儿死亡率下降到 7.5‰，至 2030 年下降到 5.0‰。作为规划目标。《纲要》提出了实施母婴安全计划、向孕产妇免费提供生育全过程的基本医疗保健服务，实施妇幼健康和计划生育服务保障工程、提升孕产妇和新生儿危急重症救治能力等政策措施，将有力保障婴儿死亡率下降目标的实现。

5 岁以下儿童死亡率下降到 6‰。5 岁以下儿童死亡率指年内未满 5 岁儿童死亡人数与活产数之比，即 5 岁以下儿童死亡率＝（该年该地 5 岁以下儿童死亡数／某年某地活产数）×1000‰。2015 年，全国 5 岁以下儿童死亡率为 10.7‰。综合利用儿童死因别死亡率法和趋势分析法，结合国际发展趋势和横向比较，测算提出 2020 年全国 5 岁以下儿童死亡率下降到 9.5‰，至 2030 年下降到 6.0‰。除降低婴儿死亡率各项措施外，《纲要》还提出实施健康儿童计划、加强儿科建设、继续开展重点地区儿童营养改善项目等要求，确保 5 岁以下儿童死亡率下降目标的实现。

孕产妇死亡率下降到 12.0/10 万。孕产妇死亡率指年内每 10 万名孕产妇的死亡人数。孕产妇死亡指从妊娠期至产后 42 天内，由于任何妊娠或妊娠处理有关的原因导致的死亡，但不包括意外原因死亡。按国际通用计算方法，"孕产妇总数"以"活产数"代替计算。计算公式为：孕产妇死亡率＝（该年该地孕产妇死亡人数／某年某地活产数）×100000/10 万。2015 年全国孕产妇死亡率

为 20.1/10 万。根据国家"十三五"规划,提出 2020 年全国孕产妇死亡率下降
到 18.0/10 万;按国际通用计算方法,根据我国 1990—2015 年孕产妇死亡下降
趋势,参考发达国家孕产妇死亡率变化规律和特征,提出至 2030 年孕产妇死亡
率下降到 12.0/10 万。随着生育政策调整,要提高妇女儿童健康水平、突出解
决好妇女儿童这一重点人群的健康问题,必须进一步实施住院分娩补助制度,
向孕产妇免费提供生育全过程的基本医疗保 健服务。

根据世界卫生组织研究显示,健康水平主要受 4 个方面因素的影响,包括:
生物学因素(指遗传和心理)约占 15%;环境因素(包括自然环境与社会环境)
约占 17%;卫生服务因素约占 8%;生活与行为方式因素约占 60%。根据我国主
要健康问题变化趋势和发达国家健康发展过程,随着经济社会发展和疾病谱的
变化,生活与行为方式因素和环境因素对健康的影响越来越突出。因此,推进
健康中国建设,必须促进全社会和每个人广泛参与,统筹应对广泛的健康影响
因素,形成有利于健康的生活方式、生态环境和经济社会发展模式。为此,《纲
要》将"共建共享"作为建设健康中国的基本路径,提出到 2030 年"主要健康
危险因素得到有效控制。全民健康素养大幅提高,健康生活方式得到全面普及,
有利于健康的生产生活环境基本形成,食品药品安全得到有效保障,消除一批
重大疾病危害"。

第三章 ◉ · · ·

健康产业概述

　　健康产业是指以医疗卫生和生物技术、生命科学为基础，以维护、改善和促进人民群众健康为目的，为社会公众提供与健康直接或密切相关的产品（货物和服务）的生产活动集合。《"健康中国 2030"规划纲要》明确将发展健康产业作为健康中国建设五大任务之一，并提出将健康产业发展成为国民经济支柱性产业的战略目标。我国健康产业目前正处在发展初期，同时面临机遇与挑战，未来健康产业将大有可为。

第一节　健康产业的概念

　　健康产业是指以医疗卫生和生物技术、生命科学为基础，以维护、改善和促进人民群众健康为目的，为社会公众提供与健康直接或密切相关的产品（货物和服务）的生产活动集合。随着我国经济社会的发展、人民生活水平的提高和健康知识的传播，人们越来越关注健康。同时，由于生活节奏加快、学业工作压力大、缺乏运动等不健康生活方式等因素的影响，越来越多的人受到亚健康的威胁。WHO 一项全球性调查结果显示，全世界真正健康者仅 5%，患有疾病者占 20%，而 75% 的人处于亚健康状态。2015 年，我国 60 岁以上人口超过 2.2 亿人，占人口总数的 16.1%，65 岁以上人口超过 1.4 亿人，占人口总数的 10.5%，据 WHO 预测到 2050 年中国将有 35% 的人口超过 60 岁，65 岁以上人口将达到 3.32 亿人，占人口总人数的 25.6%，将成为世界上老龄化最严重的国家。亚健康和老龄人群更容易受到健康问题困扰，对于健康服务的需求也更大。

国际经验表明，人均 GDP 超过 4000 美元将进入中等偏上收入国家行列，会导致消费需求层次上升，带来健康服务产业的迅猛发展。2015 年，我国人均 GDP 超过 6000 美元，进入健康服务业快速发展的黄金时期。面临着日益增加的需求，健康产业最终将成为国民经济的支柱性产业。目前在全球股票市值中，健康产业相关股票的市值约占总市值的 13% 左右。特别是在发达国家，健康产业已经成为带动整个国民经济增长的强大动力，美国的医疗服务、医药生产、健康管理等产业增加值占 GDP 比例超过 15%，加拿大、日本等国健康产业增加值占 GDP 比例也超过 10%。

发达国家已经将健康产业作为经济社会发展的战略重点。例如，在美国，医药工业是规模最大、发展最快的制造产业之一；在欧洲，医药工业是绩效最好的高技术部门。英国把医药工业看作"经济皇冠上的一颗钻石"，其行业利润仅次于金融和旅游业；在日本，将健康产业与新能源、节能环保产业列为未来经济发展的战略重点，医药工业是继电器、汽车、化工和机械之后的第五大产业，产业增加值位居各行业之首。

为满足人民群众日益增长的健康需求，2016 年 8 月，习近平总书记、李克强总理在全国卫生与健康大会上提出要加快发展健康产业。2017 年 10 月，习近平总书记在十九大上再次提出，实施健康中国战略，发展健康产业。

《"健康中国 2030"规划纲要》提出"坚持以人民为中心的发展思想""以提高人民健康水平为核心"的发展理念。"健康中国"战略的提出将我国的健康问题提升到了前所未有的高度，这是由中国的基本国情和发展阶段决定的。人的健康是可持续发展的关键，拥有健康的国民意味着拥有可持续发展的能力和强大的综合国力。"健康中国"作为国家战略具有明确的目标和清晰的路线图，推进"健康中国"战略就是从国家层面对国民健康面临的结构性矛盾提供解决方案，将"大卫生、大健康"的理念融汇到政策的制定中，落实到机构的设置和职能分配中，体现在民生的改善中，并倡导生态绿色、环境友好的经济增长方式。在"健康中国"战略的推进中实现全民健康和全面小康，这是公民权益和国家利益的统一，是获得普遍共识的更高层次的社会发展目标，是人民生活方式和国家发展模式的统一，推进"健康中国"战略就是将全民健康作为全面小康的基石。

《"健康中国 2030"规划纲要》明确将发展健康产业作为健康中国建设五大任务之一，并提出将健康产业发展成为国民经济支柱性产业的战略目标。《纲要》提出到 2030 年，健康产业规模显著扩大。建立起体系完整、结构优化的健康产业体系，形成一批具有较强创新能力和国际竞争力的大型企业，成为国民经济支柱性产业。

近些年，随着我国经济建设的快速发展，社会竞争的日益加剧，生活节奏的加快，老年性疾病、病毒、传染病、精神病等已严重影响了人民的生命与健康。目前，我国仍是全球 30 个结核病高负担国家之一，每年新发结核病患者约 90 万例，位居全球第 3 位；乙型肝炎病毒感染者超过 1 亿人，占全世界的 1/3。在不少农村地区，肠道传染病、微量营养素缺乏病、妇女孕产期疾病、地方病和寄生虫病等仍未得到有效遏制。艾滋病、非典、人间禽流感等新发传染病的出现，又加重了我国疾病预防控制的难度。同时，由于居民生活环境、工作环境和生活习惯的变化，恶性肿瘤、高血压、心脑血管病、糖尿病等严重疾病的患病人数也在不断增加，已成为威胁人民健康的主要病种。我国 18 岁以上居民高血压患病率为 18.8%，糖尿病患病率为 2.6%。因患恶性肿瘤和心脑血管病死亡的人数已经列在我国人口死因的第一位和第二位。精神卫生问题也已经成为我国的重大公共卫生问题和社会问题，截至 2014 年年底，全国登记在册的严重精神障碍患者达到 429.7 万例。我国出现了急性传染病和慢性严重疾病同时并存的多重疾病负担的状况。

健康产业关乎国民经济的持续发展和新增长动力，关乎社会的稳定与和谐，加快健康产业发展，必将对我国未来发展产生重大而深远的影响。

1. 健康产业的特点

覆盖面广、产业链长：贯穿一、二、三产业，覆盖多个经济领域。

关联带动性强：附加值高，新业态多，产业规模和对经济的贡献率增长快。

不同领域具有不同属性和内在发展规律，如产品与服务、医疗与健康服务、基本与非基本。

以健康服务业为核心。处于价值链的高端，是拉动下游和关联产业发展的关键。从国际经验来看，健康服务业如果没有优质的医疗服务，其他衍生、外延服务难以持续发展。因此，医疗资源的集聚是健康服务业集群发展的基础。

长周期、高风险、高投入。知识技术密集、劳动密集，核心人力资源培养周期长、医疗健康服务效益回报周期长、医药产业研发风险大。

发展健康产业是全面建成小康社会的必然要求，是经济新常态历史阶段的战略选择，既是落实健康优先发展、满足人民多元化、多层次健康需求的需要，也是推进供给侧结构性改革、推动产业结构调整、实现"双中高"的重要抓手。

2. 健康产业统计范围

2014 年，国家统计局发布《健康服务业分类（试行）》。该分类标准科学界定了健康服务业的范围，在核算健康服务业增加值的规模和结构等方面发挥了重要作用。为满足新形势对健康产业发展的需求，2019 年，国家统计局同发展改革委、卫生健康委共同研制《健康产业统计分类（2019）》，明确了健康产业概念、范围界定及统计分类（图 3-1）。

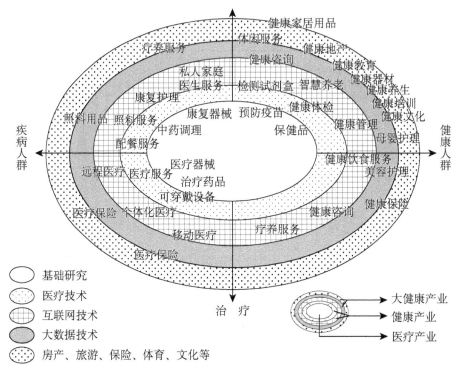

图 3-1　健康产业涉足的主要领域

具体范围划分原则如下。

①生产产品（货物和服务）的目的是维护、改善、促进人的健康状况，与健康直接或密切相关。

②产品（货物和服务）提供应当以医疗卫生技术、生物技术和生命科学为基础。

③产业链的延伸应当遵循在健康服务业的基础上，延伸至不因物理形态等变化而改变其健康目的和功能的行业。

根据上述原则，健康产业涵盖一、二、三产业，包括以中药材种植养殖为主体的健康农业、林业、牧业和渔业，以医药和医疗器械等生产制造为主体的健康相关产品制造业，以医疗卫生、健康保障、健康人才教育及健康促进服务为主体的健康服务业；包含对健康人群的创造和维持健康，对亚健康人群的恢复健康，以及对患病人群的修复健康，覆盖全人群、全生命周期。

国家统计局将健康产业范围确定为医疗卫生服务，健康事务、健康环境管理与科研技术服务，健康人才教育与健康知识普及，健康促进服务，健康保障与金融服务，智慧健康技术服务，药品及其他健康产品流通服务，其他与健康相关服务，医药制造，医疗仪器设备及器械制造，健康用品、器材与智能设备制造，医疗卫生机构设施建设，中药材种植、养殖和采集等 13 个大类、58 个中类、92 个小类，按照 3 个产业的结构进行划分，包括以下内容。

①第一产业包括中药材种植、养殖和采集大类中的 1 个中类（动植物中药材种植、养殖和采集）、1 个小类（动植物中药材种植、养殖和采集）。

②第二产业包括医药制造，医疗仪器设备及器械制造，健康用品、器材与智能设备制造，医疗卫生机构设施建设 4 个大类，相应的 28 个中类、29 个小类及中药材种植、养殖和采集大类中的 1 个中类（非动植物中药材采选）、1 个小类（非动植物中药材采选）。

③第三产业包括医疗卫生服务，健康事务、健康环境管理与科研技术服务，健康人才教育与健康知识普及，健康促进服务，健康保障与金融服务，智慧健康技术服务，药品及其他健康产品流通服务，其他与健康服务相关的 8 个大类，以及相应的 28 个中类、61 个小类。

与《健康服务业分类（试行）》相比，健康产业分类结合了健康服务业新业态新模式等相关发展和政策要求，丰富调整了健康服务业内容，依据《国民经济行业分类》（GB/T 4754—2017）进行了修订，调整内容如下。

（1）医疗卫生服务

医疗卫生服务包括 4 个中类，分别是治疗服务，康复、护理服务，独立医疗辅助性服务，公共卫生服务。主要修订内容有：按照《卫生核算体系 2011》的分类方法，由按机构分类调整为按服务分类，将"医疗卫生服务"拆分为治疗服务、康复护理服务和公共卫生服务；新增"独立医疗辅助性服务"中类。

（2）健康事务、健康环境管理与科研技术服务

健康事务、健康环境管理与科研技术服务包括 3 个中类，分别是政府、社会组织和园区健康管理服务，健康环境管理服务，健康科学研究和技术服务。主要修订内容有：将"政府与社会组织健康服务"修改为"政府、社会组织和园区健康管理服务"，增加"健康产业园区管理服务"相关内容；新增"健康环境管理服务"中类；在"健康科学研究和技术服务"中类中，增加"科技推广和应用服务"相关内容。

（3）健康人才教育与健康知识普及

健康人才教育与健康知识普及包括 2 个中类，分别是健康人才教育培训、健康知识普及。主要修订内容有：将"健康教育服务"和"健康出版服务"合并为"健康人才教育与健康知识普及"大类；增加"新闻广播电视健康知识普及""互联网健康知识普及""会展健康知识普及""学校健康知识普及""健康内容制作服务""其他健康知识普及"相关内容。

（4）健康促进服务

健康促进服务包括 5 个中类，分别是体育运动服务、健康旅游服务、养生保健服务、母婴健康照料服务、健康养老与长期养护服务。主要修订内容有：新增 3 个中类，分别是体育运动服务、健康旅游服务、母婴健康照料服务；增加"群众体育活动""体育健康服务"相关内容。

（5）健康保障与金融服务

健康保障与金融服务包括 3 个中类，分别是健康保险服务、健康保障服务、健康基金与投资管理服务。主要修订内容有：在现行分类"健康保险与保障服务"基础上增加了"健康基金与投资管理服务"相关内容。

（6）智慧健康技术服务

智慧健康技术服务包括 4 个中类，分别是"互联网 +"健康服务平台、健康大数据与云计算服务、物联网健康技术服务、智慧健康技术其他服务。本大类为新增内容。

（7）药品及其他健康产品流通服务

药品及其他健康产品流通服务包括 4 个中类，分别是药品及其他健康产品批发，药品及其他健康产品零售，健康设备和用品租赁服务，药品及其他健康产品仓储、配送。主要按照《国民经济行业分类》（GB/T 4754—2017）对原小类进行细分；新增"药品及其他健康产品仓储、配送"中类；增加"医学护肤品批发""医学护肤品零售""健康出版物批发""健康出版物零售""药品及其他健康产品互联网批发""药品及其他健康产品互联网零售""药品及其他健康产品综合零售"相关内容。

（8）其他与健康相关的服务

其他与健康相关的服务包括 3 个中类，分别是健康法律服务、医疗仪器设备及器械专业修理服务、其他未列明与健康相关的服务。本大类为新增内容。

第二节　健康产业政策

2015 年以来，党中央、国务院先后出台了一系列促进健康产业发展方面的支持政策，针对健康相关领域的发展现状、问题给予了具体措施和指导意见。各省（区、市）相继出台了健康产业发展规划，把健康产业上升到重要的战略地位，力争使之成为国民经济支柱产业之一。

2013 年 9 月 13 日，国务院印发《关于加快发展养老服务业的若干意见》。该意见提出了统筹规划发展城市养老服务设施、大力发展居家养老服务网络、大力加强养老机构建设、切实加强农村养老服务、繁荣养老服务消费市场、积极推进医疗卫生与养老服务相结合等重点任务。完善扶持养老服务业的投融资、土地供应、税费优惠、补贴政策、人才培养和就业等保障措施。繁荣养老服务业消费市场，包括拓展养老服务内容、开发老年用品，培育养老产业集群。明确政府保障基本，发挥社会力量的主体作用。到 2020 年，全面建成以居家为基础、社区为依托、机构为支撑的，功能完善、规模适度、覆盖城乡的养老服务体系。

养老服务产品更加丰富，市场机制不断完善，养老服务业持续健康发展。

2014 年 6 月 10 日，教育部、民政部、发展改革委等 9 部委印发《关于加快推进养老服务业人才培养的意见》，主要任务是关于加快推进养老服务业人才培养的意见，扩大养老服务职业教育人才培养规模，加快发展养老服务本科教育，积极发展养老服务研究生教育；全面提高养老服务相关专业教育教学质量，支持养老服务实训基地建设，推进养老服务相关专业点建设，加强养老服务相关专业教材建设，加强养老服务相关专业师资队伍建设、广泛开展国际交流与合作；大力加强养老服务从业人员继续教育，提升养老服务从业人员整体素质，推行养老服务相关专业"双证书"制度；积极引导学生从事养老服务业，推动开展社会养老事业志愿服务，鼓励专业对口毕业生从事养老服务业。

2014 年 8 月 26 日，财政部、发展改革委、民政部、全国老龄办联合下发《关于做好政府购买养老服务工作的通知》，购买内容主要为以下几个方面。在购买居家养老服务方面，主要包括为符合政府资助条件的老年人购买助餐、助浴、助洁、助急、助医、护理等上门服务，以及养老服务网络信息建设；在购买社区养老服务方面，主要包括为老年人购买社区日间照料、老年康复文体活动等服务；在购买机构养老服务方面，主要为"三无"（无劳动能力，无生活来源，无赡养人和扶养人或者其赡养人和扶养人确无赡养和扶养能力）老人、低收入老人、经济困难的失能半失能老人购买机构供养、护理服务；在购买养老服务人员培养方面，主要包括为养老护理人员购买职业培训、职业教育和继续教育等；在养老评估方面，主要包括老年人能力评估和服务需求评估的组织实施、养老服务评价等。

2014 年 11 月 1 日，财政部、发展改革委出台《关于减免养老和医疗机构行政事业性收费有关问题的通知》，对非营利性养老和医疗机构建设全额免征行政事业性收费，对营利性养老和医疗机构建设减半收取行政事业性收费。

2014 年 11 月 14 日，商务部出台《关于推动养老服务产业发展的指导意见》。该意见旨在探索多元化发展的居家养老服务体系，努力使城市居家养老服务网络实现全覆盖，服务设施不断充实，服务内容和形式不断丰富，服务队伍不断扩大；建设运作规范的社区日间照料中心、老年人活动中心及农村养老服务综合设施和站点；培育一批带动力强的龙头企业、富有创新活力的中小企业，竞争力强、经济社会效益显著的服务机构和产业集聚群及知名养老服务品牌等，为养老服务产业中长期发展奠定基础和积累经验。

2015 年 1 月 19 日，发展改革委、民政部制定《关于规范养老机构服务收费管理促进养老服务业健康发展的指导意见》。该意见指出，民办养老机构服务收费标准由市场形成、政府投资兴办养老机构区分服务对象实行不同收费政策、积极探索公建民营等方式运营的养老机构收费管理模式。

2015 年 2 月 26 日，民政部、发展改革委、教育部等 10 部委制定《关于鼓励民间资本参与养老服务业发展的实施意见》。该意见明确提出，鼓励民间资本参与居家和社区与养老服务，在城镇社区举办或运营老年人日间照料中心、老年人活动中心等养老服务设施；鼓励民间资本参与机构养老服务，支持采取股份制、股份合作制、PPP（政府和民间资本合作）等模式建设或发展养老机构，鼓励社会力量举办规模化、连锁的养老机构；支持民间资本参与养老产业发展，扶持发展养老服务龙头企业，加大对养老服务业发展的财政资金投入，落实税费优惠政策等。

2015 年 4 月 14 日，民政部、国家开发银行制定《关于开发性金融支持社会化养老服务体系建设的实施意见》，重点支持 5 个方面的社区居家养老服务设施建设项目，包括城市社区日间照料中心、老年食堂、老年活动中心和养老服务信息平台及便利化社区养老服务设施等；居家养老服务网络建设项目；养老机构建设项目；养老服务人才培训基地建设项目；养老产业相关项目。

2015 年 4 月 24 日，国务院办公厅印发《中医药健康服务发展规划（2015—2020 年）》，明确 7 项重点任务：一是大力发展中医养生保健服务，支持中医养生保健机构发展，规范中医养生保健服务，开展中医特色健康管理；二是加快发展中医医疗服务，鼓励社会力量提供中医医疗服务，创新中医医疗机构服务模式；三是支持发展中医特色康复服务；四是积极发展中医药健康养老服务；五是培育发展中医药文化和健康旅游产业；六是积极促进中医药健康服务相关支撑产业发展；七是大力推进中医药服务贸易，吸引境外来华消费。

2015 年 11 月 17 日，国家旅游局、国家中医药管理局下发《关于促进中医药健康旅游发展的指导意见》。该指导意见指出，到 2020 年，中医药健康旅游人数达到旅游总人数的 3%，中医药健康旅游收入达 3000 亿元；到 2025 年，中医药健康旅游人数达到旅游总人数的 5%，中医药健康旅游收入达 5000 亿元；培育打造一批具有国际知名度和市场竞争力的中医药健康旅游服务企业和知名品牌。提出开发中医药健康旅游产品、打造中医药健康旅游品牌、壮大中医药健康旅游产业、开拓中医药健康旅游市场、创新中医药健康旅游发展模式、培养中医药健康旅游人才队伍、完善中医药健康旅游公共服务、促进中医药健康旅游可持续发展等 8 个重点任务。

2015 年 11 月 18 日，国务院办公厅转发卫生计生委等部门《关于推进医疗卫生与养老服务相结合的指导意见》。意见指出，到 2020 年，符合国情的医养结合体制机制和政策法规体系基本建立，医疗卫生和养老服务资源实现有序共享，覆盖城乡、规模适宜、功能合理、综合连续的医养结合服务网络基本形成，基层医疗卫生机构为居家老年人提供上门服务的能力明显提升。

2016 年 2 月 22 日，国务院印发《中医药发展战略规划纲要 (2016—2030 年)》。该纲要指出，到 2020 年，实现人人基本享有中医药服务，中医药产业现代化水平显著提高，中药工业总产值占医药工业总产值 30% 以上，中医药产业成为国民经济重要支柱之一；到 2030 年，中医药服务领域实现全覆盖，中医药健康服务能力显著增强，对经济社会发展做出更大贡献。

2016 年 3 月 3 日，中国人民银行、民政部、银监会、证监会、保监会联合下发《关于金融支持养老服务业加快发展的指导意见》。该意见指出，大力完善促进居民养老和养老服务业发展的多层次金融组织体系，支持各类金融组织开展养老领域金融业务，鼓励银行业金融机构以养老服务机构有偿取得的土地使用权、产权明晰的房产等固定资产为抵押，提供信贷支持。发展养老型基金产品，鼓励个人通过各类专业化金融产品投资增加财产性收入，提高自我养老保障能力。加快老年医疗、健身、娱乐、旅游等领域消费信贷、信托产品创新。

2016年3月11日，国务院办公厅印发《关于促进医药产业健康发展的指导意见》。该意见指出，优化应用环境、强化要素支撑、调整产业结构、严格产业监管、深化开放合作，激发产业创新活力，降低医药产品从研发到上市全环节的成本，加快医药产品审批、生产、流通、使用领域体制机制改革，推动产业智能化、服务化、生态化，实现产业中高速发展和向中高端转型，不断满足人民群众多层次、多样化的健康需求。

2016年6月21日，国务院办公厅印发《关于促进和规范健康医疗大数据应用发展的指导意见》，该意见将健康医疗大数据定义为重要的国家基础战略资源，把应用发展健康医疗大数据纳入国家大数据的战略布局，为打造健康中国提供有力支撑。该意见指出，到2020年，建成国家医疗卫生信息分级开放应用平台，实现与人口、法人、空间地理等基础数据资源跨部门、跨区域共享，医疗、医药、医保和健康各相关领域数据融合应用取得明显成效，依托现有资源建成100个区域临床医学数据示范中心，初步形成健康医疗大数据产业体系。

2016年7月18日，全国爱国卫生运动委员会印发《关于开展健康城市健康村镇建设的指导意见》。该意见指出，通过建设环境宜居、社会和谐、人群健康、服务便捷、富有活力的健康城市、健康村镇，实现城乡建设与人的健康协调发展。

2016年7月19日，民政部、财政部制定《关于中央财政支持开展居家和社区养老服务改革试点工作的通知》。该通知指出，通过搭建平台、购买服务、公办民营、民办公助、股权合作等方式，支持和鼓励社会力量参与管理运营，形成一批服务内容全面覆盖、社会力量竞争参与、人民群众普遍认可的居家和社区养老服务成功经验。

2016年8月，习近平总书记在全国卫生与健康大会上强调，"要坚持正确的卫生与健康工作方针，以基层为重点，以改革创新为动力，预防为主，中西医并重，将健康融入所有政策，人民共建共享"。"将健康融入所有政策"，是国家卫生与健康工作方针的重要内容，成为推进"健康中国"建设，实现全民健康的重要手段之一。

2016年8月16日，国家卫生计生委制定《医疗机构设置规划指导原则（2016—2020年）》。该通知以区域内居民实际医疗服务需求为依据，以合理配置、利用医疗卫生资源，公平、可及地向全体居民提供安全、有效的基本医疗服务为目的，将各级各类、不同隶属关系、不同所有制形式的医疗机构统一规划、设置和布局。

2016年8月19日，国家旅游局、国家中医药管理局制定《关于开展国家中医药健康旅游示范区（基地、项目）创建工作的通知》。该通知指出，用3年左右时间，在全国建成10个国家中医药健康旅游示范区，100个国家中医药健康旅游示范基地，1000个国家中医药健康旅游示范项目，全面推动中医药健康旅游快速发展。

2016年10月9日，全国老龄办、发展改革委、财政部、国土资源部、住房城乡建设部、交通运输部等25个部委共同制定出台《关于推进老年宜居环境建设的指导意见》。该意见指出，到2025年，老年宜居环境建设的总目标是老年宜居环境体系基本建成，加强"住、行、医、养"等硬件设施环境的优化，提升新建住房的适老化水平，推动老旧住房的适老化改造，改善社区环境的适老化状况，多措并举为广大老年人提供支持性环境，最大限度地保障老年人的生活独立、功能维持和社会融入。

2016年10月12日，发展改革委出台《促进民间投资健康发展若干政策措施》。该措施从促进投资增长、改善金融服务、落实完善相关财税政策、降低企业成本、改进综合管理服务措施、制定修改相关法律法规等6个方面提出了26条具体措施。

2016年10月25日，国务院印发《"健康中国2030"规划纲要》。这是中华人民共和国成立以来首次在国家层面提出的健康领域中长期战略规划。该纲要明确了今后 15 年健康中国建设的总体战略，突出强调了 3 项重点内容：一是预防为主、关口前移，推行健康生活方式，减少疾病发生，促进资源下沉，实现可负担、可持续的发展；二是调整优化健康服务体系，强化早诊断、早治疗、早康复，在强基层基础上，促进健康产业发展，更好地满足群众健康需求；三是将"共建共享，全民健康"作为战略主题，坚持政府主导，动员全社会参与，推动社会共建共享，人人自主自律，实现全民健康。

2016 年 10 月 25 日，国务院办公厅印发《关于加快发展健身休闲产业的指导意见》。针对健身休闲产业发展现状和问题，该意见提出了 6 个方面的主要任务和政策举措：一是完善健身休闲服务体系；二是培育健身休闲市场主体；三是优化健身休闲产业结构和布局；四是加强健身休闲设施建设；五是提升健身休闲器材装备研发制造能力；六是改善健身休闲消费环境。

2016 年 10 月 28 日，民政部、发展改革委、教育部等 11 部委出台《关于支持整合改造闲置社会资源发展养老服务的通知》。该通知指出，将城镇中废弃的厂房、医院等，事业单位改制后腾出的办公用房，乡镇区划调整后的办公楼，以及转型中的党政机关和国有企事业单位举办的培训中心、疗养院及其他具有教育培训或疗养休养功能的各类机构，在具备条件的情况下，整合改造成养老机构、社区居家养老设施用房等养老服务设施，增加服务供给，提高老年人就近就便获得养老服务的可及性。可探索采用政府和社会资本合作（PPP）等方式组建社会化养老服务企业或非营利性机构。可依照有关规定享受养老服务建设补贴、运营补贴等资金支持和税费减免、水电气热费用优惠等政策扶持。

2016 年 12 月 7 日，国务院办公厅印发《关于全面放开养老服务市场提升养老服务质量的若干意见》。该意见指出，围绕老年群体多层次、多样化的服务需求，全面放开养老服务市场，进一步放宽准入条件，优化市场环境；大力提升居家社区养老生活品质，推进居家社区养老服务全覆盖，提升农村养老服务能力和水平，提高老年人生活便捷化水平；全力建设优质养老服务供给体系，推进"互联网＋"养老服务创新，建立医养结合绿色通道，促进老年产品用品升级，发展适老金融服务；推进养老服务业制度、标准、设施、人才队伍建设，繁荣养老市场，提升服务质量，让广大老年人享受优质养老服务。

2016 年 12 月 23 日，国务院办公厅印发《关于全面放开养老服务市场提升养老服务质量的若干意见》。该意见指出，进一步降低准入门槛，营造公平竞争环境，积极引导社会资本进入养老服务业，推动公办养老机构改革，充分激发各类市场主体活力。补齐短板，将养老资源向居家社区服务倾斜，向农村倾斜，向失能、半失能老年人倾斜。到 2020 年，政府运营的养老床位数占当地养老床位总数的比例应不超过 50%，护理型床位占当地养老床位总数的比例应不低于 30%。

2017 年 2 月 28 日，国务院印发《"十三五"国家老龄事业发展和养老体系建设规划》。该建设规划提出，到 2020 年，老龄事业发展整体水平明显提升，养老体系更加健全完善，及时应对、科学应对、综合应对人口老龄化的社会基础更加牢固，城镇职工和城乡居民基本养老保险参保率达到 90%，基本医疗保险参保率稳定在 95% 以上，政府运营的养老床位数占当地养老床位总数的比例不超过 50%，护理型床位占当地养老床位总数的比例不低于 30%，65 岁以上老年人健康管理率达到 70%。

2017 年 6 月 29 日，国务院办公厅印发《关于加快发展商业养老保险的若干意见》。该意见指出，支持商业保险机构开发多样化商业养老保险产品，满足个人和家庭在风险保障、财富管理等方面的需求。鼓励商业保险机构投资养老服务产业，以投资新建、参股、并购、租赁、托管等方式，积极兴办养老社区及养老养生、健康体检、康复管理、医疗护理、休闲康养等养老健康服务设施和机构，为相关机构研发生产老年用品提供支持，增加养老服务供给。

2018 年 4 月 25 日，国务院办公厅印发《关于促进"互联网＋医疗健康"发展的意见》。该意见指出，允许依托医疗机构发展互联网医院，鼓励医疗机构应用互联网等信息技术拓展医疗服务空间和内容，构建覆盖诊前、诊中、诊后的线上线下一体化医疗服务模式。推进"互联网＋"人工智能应用服务，研发基于人工智能的临床诊疗决策支持系统，开展智能医学影像识别、病理分型和多学科会诊及多种医疗健康场景下的智能语音技术应用，提高医疗服务效率。支持中医辨证论治智能辅助系统应用，提升基层中医诊疗服务能力。开展基于人工智能技术、医疗健康智能设备的移动医疗示范，实现个人健康实时监测与评估、疾病预警、慢性病筛查、主动干预。

2018 年 9 月 20 日，中共中央、国务院印发《关于完善促进消费体制机制进一步激发居民消费潜力的若干意见》。该意见指出，顺应居民消费升级趋势，努力增加高品质产品和服务供给，切实满足基本消费，持续提升传统消费，大力培育新兴消费，不断激发潜在消费。推进服务消费持续提质扩容。在有效保障基本医疗和健康服务的前提下，支持社会力量提供多层次多样化的医疗健康服务。健全以居家为基础、以社区为依托、机构充分发展、医养相结合的多层次养老服务体系，为老年人提供治疗期住院、康复期护理、稳定期生活照料、安宁疗护一体化的健康养老服务。全面放开养老服务市场，进一步简化行政审批程序，推进养老服务机构申办"一站式"服务。引导家政服务业专业化、规模化、网络化、规范化发展。加快健康美容、家庭管家等高端生活服务业发展。

2019 年 3 月 29 日，国务院办公厅印发《关于推进养老服务发展的意见》。该意见提出深化放管服改革，支持养老机构规模化、连锁化发展；拓宽养老服务投融资渠道，推动解决养老服务机构融资问题；扩大养老服务就业创业，大力推进养老服务业吸纳就业；促进养老服务高质量发展，推动居家、社区和机构养老融合发展，实施"互联网＋养老"行动；促进养老服务基础设施建设，实施老年人居家适老化改造工程等 28 项政策措施。

第三节　我国健康产业发展趋势

一、健康产业发展面临四大机遇

机遇一：供给侧结构性改革凸显健康产业的经济新着力点作用

首先，中国经济进入新常态阶段。自 2014 年起，中国经济逐步进入从高速增长转向中高速增长的过渡阶段，在未来较长一段时间内，以经济结构不断优化、由要素和投资驱动转向创新驱动为主要特征的新常态，还将与主要依赖信贷拉动和制造业，而服务业相对滞后的增长模式并存。但从消费需求、投资需求、出口和国际收支、生产能力和产业组织方式等方面判断，我国经济将不断迈向形态更高级、分工更复杂、结构更合理的新常态。

其次，先进制造业和新兴服务业是实体经济发展关键。新常态是中国经济向更高发展水平跃升的必经阶段，这一判断是中国认识当下、规划未来、制定政策、推动发展的理论依据。在当前中国进入新常态的发展阶段，实体经济优先发展的关键在于促进制造业发展，以及先进制造业和新兴服务业融合发展。我国制造业和新兴服务业不仅要面临全球节能减排和世界经济格局调整的重大外部挑战，还要加快转型升级的步伐，适应我国转变经济发展方式和调整经济结构的战略需求，成为新常态下打造中国经济升级版的重要引擎。

最后，健康产业是供给侧结构性改革的着力点之一。2015 年年底，中央经济工作会议明确了"认识新常态、适应新常态、引领新常态"这一经济发展的逻辑主线，并将"供给侧结构性改革"作为新的突破口和经济政策的新着力点。解决了供给侧的问题，就能突破阻碍经济增长和社会发展的关口，为落实经济和社会发展战略赢得更广阔的空间，为今后应对外部变化赢得更大主动权。

健康产业是先进制造业和新兴服务业深度融合的新型产业。在国家全面推动供给侧结构性改革的大背景下，健康产业作为有益于社会民生和人类福祉、有利于消费升级和经济提速的产业，能够成为供给侧改革的经济着力点，因此，健康产业无论在政策获得、资本倾向或是技术创新、人才集聚等方面都斩获更多发展机遇。

机遇二：中国运筹在第四次工业革命中实现弯道超车为健康产业创造了新的机遇

中国蓄势发力第四次工业革命。第四次工业革命是在物联网、大数据、云计算及人工智能、3D 打印、清洁能源、无人控制、量子信息等技术推动下，开始的生产与服务智能化、生活信息化及智能化的全新革命。不断涌现的创新技术为大健康产业注入无限活力。健康产业是传统的医药、医药服务与新一代信息技术、生物、能源等新技术融合的产业，其发展契合第四次工业革命信息化、数据化的发展特点，能够带来传统医疗健康市场的巨变，符合个性化消费需求，改变以往医疗健康产业产品、服务千篇一律的局面，也预示着大健康产业将在中国的新工业革命竞争中大有作为。

首先，大数据、互联网、云计算等新一代信息技术的不断突破和深化应用，为健康产业快速发展提供了广阔的空间。在大数据与信息技术的支持下，健康及医疗行业可实现对现有资源的整合和应用，提高行业运行效率，挖掘产业巨大潜力。同时以大数据分析为基础，物联网服务运营平台为依托，实现个性化健康管理将成为未来健康产业的发展趋势和突破口。

其次，生物科技创新成果开拓了健康产业的新领域。在生物科技创新的影响和推动下，生物药物产业规模迅速扩大，生物药物全球市场规模从 1997 年的 975 亿元增加到 2015 年的 2.5 万亿元，占整个医药市场的 17% 左右。2014 年，中国生物药物市场规模约为 2749.8 亿元，同比增长 34%，预计 2016—2018 年间复合增长率达到 20%。此外，生物科技发展使得药物的品种不断增加，预计到 2018 年，利用基因重组技术研制的新药可能达到 2800 种之多。

最后，基础医疗研究与实践领域科技产出效率提升。"十二五"以来，中国在医疗卫生领域持续加大投入，组织实施了科技重大专项、国家自然科学基金、公益性行业科研专项等一批重点科技计划项目，国家财政投入总计近 300 亿元。

2010—2014 年，中国医学 SCI 期刊论文总量超过 23 万篇，居世界第 2 位；2011年以来，医药类专利申请量已位居世界第一；基因组学、干细胞、免疫学等基础研究领域已达国际先进水平，为疾病防治技术与产品开发奠定了坚实基础。中国在疾病防治领域取得很多突破：在心脑血管病方面探索出了一套适合中国人群特点的高血压控制、脑卒中预防治疗及管理模式，在颅脑外科领域取得多项关键技术突破，进一步优化了外科治疗方案；在肿瘤防治方面，提高了早诊率，研制了一批临床诊疗规范和关键技术，使治疗的规范化与精准化程度大大提高；传染性疾病预防控制能力得到进一步提升，如我国自主研发的艾滋病毒核酸检测试剂使检测窗口期由 22 天缩短至 11 天；中国自主研发的人工肝系统，将急性和亚急性重症肝炎病死率由 88% 降至 21%，慢性重症肝炎病死率由 85% 降至57%；新型结核杆菌快速检测试剂使检出率提高 20%。药物创新能力提升。而且还重点针对恶性肿瘤、心脑血管、病毒感染性疾病等 10 类（种）疾病，采取产学研相结合的方式，加快药物品种创新研发，已累计有 85 个创新药物获得批准，超过 200 个新药品种处于临床试验阶段。这些科技创新成果均为健康产业的快速发展提供了坚实的基础。

机遇三：健康产业地位在"健康中国"战略推进和系列国策实施中得以彰显提升

首先，健康产业相关政策陆续出台。近年来，国家及地方政府围绕大健康产业发布了一系列相关政策措施，彰显出国家对大健康产业发展的重视和推进大健康产业快速发展的意愿。健康产业迎来了空前利好的政策环境。2013 年 8月，国务院常务会议研究部署促进健康服务业的发展，将重点发展健康服务业、健康养老服务和健康保险产品和相关支撑产业；2013 年 10 月，国务院发布《国务院关于促进健康服务业发展的若干意见》，明确提出"中国医疗卫生健康产业发展重点将从以治疗为主转为预防为主，以传染病预防为主转变为以慢性病预防为主"，"到 2020 年，基本建立覆盖全生命周期的健康服务业体系，健康服务业总规模达到 8 万亿元以上。"

其次，"健康中国"上升为国家战略。2015 年，政府工作报告首次提出"健康中国"概念，报告指出"健康是群众的基本需求，我们要不断提高医疗卫生水平，打造健康中国"；"健康中国 2020"战略明确提出"到 2020 年中国主要健康指标基本达到中等发展中国家的水平，人均预期寿命将从 2005 年的 73 岁增加到 2020 年的 77 岁，卫生总费用占 GDP 的比例要增加到 6.5% ~ 7.0%，提高两个百分点。这一政策将"健康强国"作为一项基本国策，将"健康中国"提高到了国家战略的高度，预计未来政府医疗健康投入将持续增加。

最后，国家主导推动大数据支撑健康产业发展。2015 年 3 月，国务院办公厅印发《全国医疗卫生服务体系规划纲要（2015—2020 年）》，彰显国家优化医疗资源供给分布，全面促进分级诊疗、医养结合的决心。同时商业健康保险、健康管理有望显著受益于数据平台的全面建立；2015 年 7 月，国务院发布《关于积极推进"互联网 +"行动的指导意见》，特别提出要"推广在线医疗卫生新模式"和"促进智慧健康养老产业发展"，进一步为健康服务业发展指明了方向。

各项国家政策能够切实助力健康产业实现长足发展，形成了重大政策持续利好的发展态势。

机遇四：消费市场逐步升级与健康观念日趋转变为大健康产业开拓了更大的市场空间

首先，中国人口基数庞大，市场空间广阔。2018 年，中国人口总数达 13.9 亿人。2017 年全国卫生总费用达 51 598.8 亿元，占 GDP 的百分比为 6.2%。其中，政府卫生支出 15 517.3 亿元，占比 30.1%，社会卫生支出 21 206.8 亿元，占比 41.1%，个人卫生支出 14 874.8 亿元，占比 28.8%。人均卫生总费用 3712.2 元，较上年增长 360.5 元，增长 10.76 个百分点。

其次，老幼人口数量齐增，带动产业发展。截至 2016 年年底，我国 60 岁及以上老年人口达 2.3 亿人，占总人口的 16.7%，其中 65 岁及以上人口达 1.5 亿人，占总人口的 10.8%。预计到 2050 年，老年人口总数将超过 4.8 亿，老年人口的健康医疗市场将进一步扩容。

最后，健康观念转变，推动产业链向高价值环节延伸。如今，70后、80后正逐渐成为社会各领域的中流砥柱和财富的主要拥有者，同时也是主流消费人群，他们崇尚自然、高品质的消费观念，与50后、60后有本质不同，也正是由这批高收入、健康理念先进的人群带动，关于健康消费的社会价值观正在发生根本性变化，人们从关心治疗逐渐转向关心预防、养生及整体健康管理。人们的健康需求，不再仅仅局限于医疗环节，而是从医疗逐步地向健康的产业链前端和后端的高价值环节延展。整个健康产业链条上的企业都将迎来历史性的机遇。

二、养老服务产业发展现状及未来趋势

目前，我国已完全进入老年型社会。未来一段时间内，我国老年人依然将以较快速度增长，在未来20年间将有约4.2亿40～59岁人群步入老年化，成为新的老年群体。因此，我国庞大的老龄人口基数为养老行业发展提供了需求基础，而老龄人口的快速增长也将推动养老行业进入快速发展轨道。

1. 养老服务产业发展现状

养老产业是指对老年人提供生活起居、医疗护理、精神关怀等全方位服务的综合性产业。养老产业涉及范围广泛，包括养老服务、养老金融、养老地产等。其中，养老服务居于养老产业体系的核心位置，是养老产业的基础。养老金融、地产、用品等产业的最终落脚点都是养老服务。

综合来看，养老服务的模式分为3种：①居家养老，指老人居住在家中，需要时接受上门养老服务；②社区养老，指将服务设施引入社区，老人可在社区内接受日托、护理等养老服务；③机构养老，指老人入住养老院等机构，享受专业化的设施和护理服务。这3种模式各有特点，又有所交叉。

2. 养老服务产业未来发展趋势——"养老+"

"养老+"是养老服务产业链的延展，是包括了老年护理、老年医疗、老年

金融（养老保险、护理保险、医疗健康保险等）、老年地产、老年消费、老年文化娱乐、老年学研究，老年保障及相关产业发展政策、新型社会养老观念等在内的养老生态圈。

"养老+"生态圈可分为3个层次。

基础层：指满足老年人最基本需要的、直接的养老服务，包括养老护理（如长期护理等）、养老保险（社保、商业保险等）、老年医疗（健康、就诊等）等养老基础服务。

延伸层：指满足老年人基本需求之上的更高需求，包括老年消费（各类以老年人为对象的消费品）、老年娱乐、老年精神慰藉、老年金融（如住房反向抵押等以提升老年人生活水平为目的的金融服务，以及对养老产业提供支持的金融服务）等。

环境层：指支持养老生态圈良性发展所需的外部环境，如必要的政策支持、老年科学研究、与时俱进的养老观念（社会文化、舆论环境）（图3-2）等。

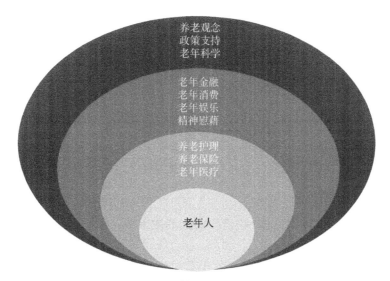

图3-2　养老"生态圈"

"养老＋"生态圈主要涉及如下领域。

①"养老＋"医疗。随着老年人需求的多元化，"养老＋"不仅要满足基本的衣食住行和医疗护理，还需要养老服务项目涵盖所有的养老服务内容，如紧急救助、康复医疗、健康管理、远程医疗、家政服务、精神慰藉等。此外，上门护理服务、互联网"智慧养老"服务、利用移动医疗对老年人的健康状况进行更及时有效监测和管理等，都是未来针对居家养老可能出现的服务形态。

②"养老＋"金融。金融服务将成为整个养老产业发展的助力器，创新型养老金融解决方案将成为破解养老难题的重要突破口。其中，养老保险制度将在"十三五"期间迎来大的发展，渐进式延迟退休年龄政策、养老保险税收优惠政策的出台，会使职业年金、企业年金和商业养老保险进入前所未有的快速发展期。

③"养老＋"政策。2013年9月，国务院发布了《关于加快发展养老服务业的若干意见》，指出要加快发展养老服务业，到2020年全面建成以居家为基础、社区为依托、机构为支撑的覆盖城乡的多样化养老服务体系。这意味着，上述3种养老模式将共同发展，居家养老和社区养老未来会受到更多的重视，社会化的上门服务将助力居家养老服务发展。同时，市场化投资、专业化运营也将推动打造多元化的养老社区模式。

三、2030年中国经济社会发展趋势总体判断

从现在到2030年，我国经济水平、服务消费、人口发展、科技进步等将发生深刻变化，呈现如下主要特征。

1. 2020年我国人均GDP接近高收入国家水平，至2030年有望延续中高速增长态势

从中长期看，我国仍处于可以大有作为的战略机遇期，经济长期向好的基本面没有改变，但随着外部环境、供需结构、要素优势、约束条件、潜在风险

等变化，战略机遇期的内涵和条件也在变化，经济发展进入新常态，经济增速换挡、结构调整阵痛、动能转换困难相互交织，经济增速从高速增长向中高速增长转变，向形态更高级、分工更复杂、结构更合理的阶段演化。2015 年我国人均 GDP 为 7924 美元，综合考虑人民币汇率、价格平减、世界银行高收入国家标准变化（2014 年为 12 736 美元）等因素，2020 年人均 GDP 现价有望达到 1 万美元左右，"十四五"前半期有望跨过高收入国家门槛，之后至 2030 年经济延续中高速增长态势，城乡居民收入将保持与 GDP 同步增长。

2. 居民消费结构加速升级

2020 年，我国服务业增加值占 CDP 的比例有望提高到 56%，2030 年有望进一步提高到 60% ～ 65%，成长为成熟的服务型经济体。我国正处在居民消费结构快速升级阶段，居民消费结构沿马斯洛需求曲线向上攀升，模仿型排浪式消费阶段基本结束，住行等传统大宗消费进入平台期，服务消费比例持续提高，教育、健康、文化、体育、旅游、养老、托幼等服务领域存在巨大消费和投资空间。当前，我国服务领域的有效供给总量和供给结构还不能适应这一变化，特别是精细化、高品质生活性服务业供给不足，健康、文化、体育、旅游等产业增加值占 GDP 的比例远低于发达国家和一些发展中国家，居民对高品质服务的需求向境外外溢的规模日益扩大。今后 15 年，我国将大力推进生产性服务和生活性服务的市场化供给，预测到 2020 年、2030 年我国服务业增加值占 GDP 的比例将分别提高到 56% 和 60% ～ 65%。

3. 人口老龄化持续加深

2020 年前，60 岁及以上人口占比处于持续平稳提高阶段，2020 年后将进入急速发展阶段。20 世纪中叶前，我国将面临前所未有的、以持续老龄化为主要特征的人口转变，老龄化水平及增长速度将明显高于世界水平。伴随老龄化的快速发展，少子老龄化趋势日益显著，空巢失能等多种现象叠加，家庭育幼养老双重负担加大，各种老龄问题短期内同步呈现，将给经济社会发展带来严峻挑战。今后 15 年，5 岁以下儿童死亡率降低对寿命增长的贡献减少、老年人健康状况改善对寿命增长的贡献增加、中间年龄人群慢性病早死亡率降低对寿命增长的贡献加大，2020 年、2030 年我国总人口将分别增至 14.2 亿人和 14.5 亿人左右，人均预期寿命将分别增至 77.3 岁和 79 岁左右。

4. 城镇化不断发展

2020 年、2030 年城镇人口比例有望分别提高到 60% 和 70% 左右，我国成长为稳定的城市社会。2015 年我国常住人口城镇化率为 56.1%，与全球平均水平相当，但低于美国 83%、德国 74%、日本 92%、俄罗斯 74%、巴西 85%、南非 63% 的水平。按照美国地理学家诺瑟姆提出的世界各国城镇化共性特征，我国处于城镇化 S 型曲线中的加速发展阶段（城镇化率在 30% ~ 70%）。今后 15 年，我国将以人的城镇化为核心、以城市群为主体形态、以城市综合承载能力为支撑，加快新型城镇化进程。

5. 创新实力持续增强

2020 年我国有望成为全球创新型国家之一，至 2030 年创新实力有望继续上升。全球新一轮科技革命和产业变革风起云涌，信息技术、生物技术、新能源技术、新材料技术广泛渗透，带动几乎所有领域发生以绿色、智能、泛在为特征的群体性技术革命，正在推动全球经济和人类生活方式发生深刻变化。今后 15 年，我国将深入推进创新驱动发展战略，以科技创新为核心、以人才发展为支撑，推动科技创新与大众创业万众创新有机结合，塑造更多依靠创新驱动、更多发挥先发优势的引领型发展，不断提高全要素生产率和科技进步贡献率。根据预测，在大力强化创新驱动的不懈努力下，2020 年我国研发经费投入强度有望提高到 2.5%，每万人口发明专利拥有量可增至 12 件，科技进步贡献率可提高到 60%，进入全球公认的创新型国家行列；之后至 2030 年创新实力持续增强，国际排名有望继续上升。

四、中长期发展对健康服务需求的主要影响

根据国务院印发的《关于促进健康服务业发展的若干意见》，健康服务是为维护和促进居民身心健康的服务总和，包括医疗服务、健康管理与促进、健康保险及相关服务，涉及药品、医疗器械、保健用品、保健食品、健身产品等支撑产业。综合多种因素，今后 15 年我国健康服务需求总量将快速提升，需求结构逐步升级。

1. 经济增长、居民收入增加将持续提升和丰富健康意愿

按照格罗斯曼等学者的健康需求理论，经济增长将带动健康支出更快增长。诺贝尔经济学奖得主福格尔通过实证分析提出，居民收入每增长 1 倍，健康支出将增长 1.6 倍。今后 15 年间我国将从中等偏上收入国家向高收入国家行列迈进，必然带动健康需求多样化快速增加。以占健康需求主体的医疗卫生为例，根据历年《中国卫生和计划生育统计年鉴》数据显示，"十二五"时期全国卫生总费用年均增速接近 16%，大幅高于同期 GDP 增速。鉴于 2015 年卫生总费用占 GDP 比例仅为 5.96%，而 2013 年 OECD 国家大部分在 9% ~ 11%，我国卫生总费用未来仍很有可能大幅增长。

2. 工业化、城镇化、人口老龄化和疾病谱变化将深刻改变健康需求样式

伴随着工业化、城镇化进程，人们的生产生活习惯、周围环境和疾病谱发生显著变化，健康影响因素趋于复杂。根据历年《中国卫生和计划生育统计年鉴》数据显示，近年来我国主要慢性病患病率以每年 3% ~ 5% 的速度增加，平均患病年龄降低，成为医疗服务强度提升和费用增加的重要推手。由于人群亚健康状态蔓延和防范疾病意识增强，预防保健、健康体检、健康咨询、体育健身、健康旅游等活动更加流行，公众对健康管理与促进服务的需求不断增长。环境污染和公共卫生事件增多，重大疾病防控压力加大，将产生更多健康安全防护需要。根据研究测算，预计到 2030 年，我国 60 岁及以上人口占比将达到 25% 左右。从历史经验看，老龄人口比例提高将进一步增加医疗服务、护理服务和

健康养老服务需求。

3.科学技术进步将创造并释放更多健康需求

健康领域科技正发生日新月异的变化。生命科学不断突破带来医疗模式的转变，生物技术正日益显现临床价值和经济价值。有关研究预测表明，到 2020 年生物技术药物将占到全球药品市场的 30% 左右。多学科前沿技术交叉融合和技术集成，正不断催生新型诊疗方法。医疗器械和设备朝数字化、网络化、智能化、家用便携化方向发展，手术机器人等新技术使得诊疗手段进一步无创化和精准化。互联网医疗和健康大数据全面提高了健康信息的感知、融合与处理能力，促进了区域、机构、个人医疗信息的共享共用，加速协同医疗和整合服务的发展。这些进步将根本性改变健康领域的面貌，使更多健康需求成为可能。

根据国务院印发的《关于促进健康服务业发展的若干意见》，2020 年健康服务业总规模约在 8 万亿元。今后 15 年我国将从中等偏上收入国家向高收入国家迈进，综合考虑 GDP 增速、居民收入增速及合理控制医疗费用增长等因素，我们对健康服务发展做了中长期模型预测。经各种测算方案比较，提出 2030 年健康服务业总规模为 16 万亿元。

第四节　全球健康产业规模

目前，全球健康产业仍呈快速增长态势[1]。尤其是老年人口的增加，带来了强烈的药物需求。根据 WHO 的报告，超过 65 岁以上的全球老年族群，将对全球的处方药市场带来较年轻病患多出 3 倍的处方药消费额。推测全球 2025 年会有近 6.9 亿的老年族群，随着老年人口的增加，也使得健康照护不论在药品、医材还是照护服务相关产业的消费量随之增加，预估健康服务产业将因二次大战婴儿潮之老年人口增加，促使产业显著的成长。因此，专家认为国际健康服

---

① 中投顾问产业研究中心.2018—2022 年中国大健康产业深度调研及投资前景预测报告 [M]. 深圳：中投顾问，2018.

务产业将是未来 10 年的最有发展潜力的产业。

作为全球最大的产业之一,全球健康年支出总额占 GDP 总额的 1/10 左右,是全球经济发展的新引擎。2015 年全球大健康产业支出为 79 856 亿美元。

按照世界银行国家分类方法,高收入国家人均医疗健康支出最高,达到 4575 美元,而同比低收入国家则仅为 31 美元,相差近 150 倍。高收入国家在医疗健康领域投入最多,医疗健康支出在 GDP 中所占的比例高于全球平均值,达到 12% 左右;而中低收入国家却是医疗健康支出在 GDP 中占比最低的,仅为 4.2%,甚至低于低收入国家的医疗健康支出比例 5.1%(图 3-3,图 3-4)。

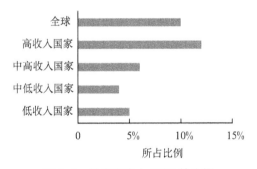

图 3-3　健康支出占 GDP 的比例
(数据来源:世界卫生组织)

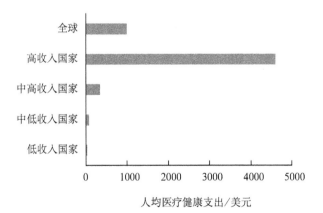

图 3-4　人均健康支出比例
(数据来源:世界卫生组织)

美国人均医疗健康支出与医疗健康支出 GDP 占比均居全球之首。2011 年，美国医疗健康支出占 GDP 的 17.2%，人均医疗健康支出为 8915 美元。2012 年，美国医疗健康支出占 GDP 的 17.3%，人均医疗健康支出为 8658 美元，居全球之首。预计美国国内生产总值中，医疗保健支出份额将继续呈上升趋势，在 2016 将达到 GDP 的 19.6%。

中国医疗健康支出指标严重低于世界平均值，未来成长空间巨大。相比之下，中国的健康服务业仍处于起步阶段。2011 年，中国健康总支出达 3745.63 亿美元（约 24 345.91 亿元），同期人均健康费用为 278.0 美元（约 1806.95 元），健康总支出占国内生产总值的比例为 5.1%。世界卫生组织数据显示，2010 年中国医疗卫生支出总额为 2933.91 亿美元，仅为美国的 10% 左右；人均健康支出仅为 218.8 美元，不足美国的 5%，距离全球人均健康支出距离较大，仅为全球人均健康支出的 1/5 左右，具备巨大的增长潜力。据权威部门测算，到 2020 年，中国健康产业的总规模将超过 8 万亿元人民币，约合 1.31 万亿美元，健康支出占 GDP 比例将达到 6.5% ~ 7%（图 3-5）。

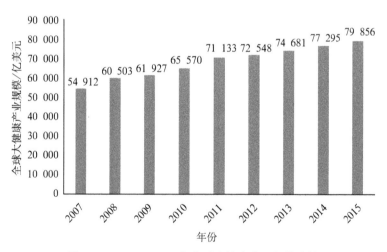

图 3-5　2007—2015 年全球大健康产业规模走势

（数据来源：世界银行、世界卫生组织）

健康产业是世界上最大和增长最快的产业之一。大部分发达国家的医疗消费开支超过了其国内生产总值（GDP）的 10%，2015 年北美地区大健康产业规模为 33 140 亿美元，占同期全球市场总量的 41.5%；欧盟地区大健康产业规模为 18 047 亿美元，占比 22.6%；拉美及加勒比海地区大健康产业规模为 5350 亿美元，占比为 6.7%（表 3-1）。

表 3-1　2007—2015 年全球主要区域大健康产业市场规模统计

单位：亿美元

年份	阿拉伯联盟国家	北美	拉美及加勒比海	欧盟	亚洲及其他	合计
2007	608	24 148	2563	15 934	11 659	54 912
2008	734	25 351	3016	17 712	13 690	60 503
2009	821	26 248	3048	17 145	14 665	61 927
2010	859	27 479	3714	16 830	16 688	65 570
2011	1002	28 611	4150	17 916	19 454	71 133
2012	1166	29 771	4191	16 858	20 562	72 548
2013	1167	30 929	4389	17 521	20 675	74 681
2014	1304	32 232	4813	17 830	21 116	77 295
2015	1358	33 140	5350	18 047	21 960	79 855

数据来源：世界银行。

2020 年，大健康产业全球总产值将达到 3.39 万亿美元，为 2011 年的 1.9 倍左右。20 世纪，医疗健康支出增长缓慢，进入 21 世纪后，开始进入快速增长阶段，处于成长期，在 2003 年增长率达到近 10 年来的最高值。新一轮的增长主要是由于中低收入国家和中高收入国家人口增长，且人均健康需求的持续释放，与此同时科技的进步带来新一轮产业升级，为发达国家的健康产业发展带来新的增长动力（图 3-6）。

全球人均健康支出持续快速增长，到 2020 年将达到 1882.188 美元。1996—2012 年，全球人均健康支出总体保持着增长的趋势。增长率与全球经济发展状况有着紧密联系：在 2003 年，人均健康支出增长率达到近 15 年的最大值；在 2008 年全球金融危机爆发后，增长率急剧下降，在 2009 年一度跌至近 10 年最低值。但总体而言，进入 21 世纪后，人均医疗健康支出保持正增长。预计到 2020 年，增长率将达到 6%，从而全球人均健康年支出达到 1882.188 美元（图 3-7）。

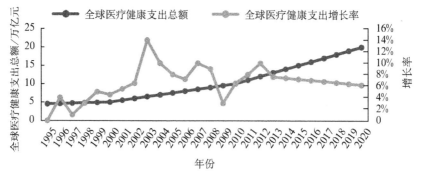

图 3-6　全球医疗健康支出总额及其增长率

（数据来源：世界卫生组织）

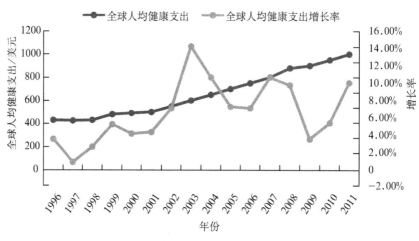

图 3-7　人均健康产业支出及其增长率

（数据来源：世界卫生组织网站）

第五节　美国大健康产业

一、美国大健康产业界定

在私营医疗制度下，美国的健康产业可以定义为提供预防、诊断、治疗、康复和缓和性医疗商品和服务的部门的总称，通常包括医药工业（包括制药、生物科技、医疗器械制造业等）、医药商业（包括医药批发、医药零售、医疗器械流通等）、医疗服务（包括医院、门诊等）、保健品（健康食品、有机食品等）、健康保健服务（医疗保险等）等领域。

美国的医疗健康制度以私营医疗体制为核心。美国的医疗健康支出大多由私人和家庭支付，占全部健康支出的57%。联邦政府和州政府通过联邦医疗和联邦医助项目覆盖了43%的医疗支出。

二、美国大健康产业环境

美国食品药品管理局对药物相关制品监管严格，补贴和税收优惠政策趋于严苛，新的医疗改革法案对健康产业各个相关行业影响巨大。对药物相关制品的严格监管得到同业认可，但其审批周期较长也为健康产业带来较大的监管风险。美国颁布的研发税收抵免优惠政策促进了健康产业对研发的支出，但是该税收减免政策并非永久性的，需要每年都重新批准得以延长；与此同时，补贴政策也更加严苛，获得政府补贴的难度越来越大。

自由贸易环境和高度的专利保护意识对健康产业影响巨大，成熟的投资体制也为健康产业提供了充足的资金支持。跨太平洋战略经济伙伴协定（TPP）降低了专利权的授予门槛，这可能会导致化学药通过获取和变相延长专利期限的方式提高药物售价，进而影响这些药物的流通和获取。美国拥有全球最成熟的风险投资机制，成熟的投资体制为健康产业提供了充足的资金支持，也为科研成果市场化提供了方向，但资金向中国、印度等投资回报率较高的新兴国家流动成为趋势。

经济环境。2017年，美国国内生产总值按可比价格计算，比2016年增长4.1%，增幅比2016年提高1.3个百分点。2017年，美国年中总人口为32 585.4万人。人均名义可支配收入为5.77万美元。

美国老龄化的加速及消费者对于健康相关产业和产品的了解和接受度，促进了医疗健康产业发展。55岁以上的美国人在2030年将会增长一倍，从6000万（占美国人口的21%）增长到1.076亿（占美国总人口的31%）。美国消费者对于健康相关产业有更多了解，对健康相关产品接受度更高。

社会文化环境。绝大多数美国人的健康意识都极强；美国的饮食以高热量为主，关注营养摄入。

医疗科研机构发达，基础学科的发展为健康产业的发展提供支持。美国的医疗研究机构数量居世界前列，拥有许多世界顶级的医疗领域专家，为美国健康产业发展提供了原动力。生命科学、材料学、物理学、计算机科学等基础学科的发展为健康产业的发展提供支持。

三、美国大健康产业发展态势

到2015年，美国占国际医药市场支出的份额将从2005年的41%下降到31%，而位于国际医药市场支出份额第五名的欧洲的国家同时也将从20%下降到13%。同时，17%高增长新兴市场将由中国引领，到2015年它所占份额将从2005年的12%上升到28%。

美国是世界上最大的医药消费国和生产国，是全球最大的医药市场。美国在生物医药产业领域领先世界，主要得益于其长期不懈的巨大财政投入和雄厚的知识储备。美国在生物学、化学和医学等基础科学领域拥有一大批世界一流的科学家和设备先进的实验室。多年的原始创新和知识积累，为美国生物制药产业发展带来了足够的知识和技术储备。

医疗服务体系协同化趋势加剧。1989—2009 年美国医院数量变化不大，但集团化医院数量增加很快。集团化有多种模式，其中最普遍的有两种。

一种形象地说是"连锁化"模式。其特点是医院之间相对独立，每家医院有自己的董事会和院长，院长既对医院的董事会负责，同时也对集团董事会负责。但集团内实施统一的财务制度和信息化管理系统。如哈佛医学院所属两大医疗集团之一的"伙伴医疗集团"，以麻省总医院、布莱根和妇女医院等大型医院作为住院医院，并与社区医疗中心和个体执业医生组织通过合同建立联系，组成一个整合型的医疗服务系统。这种方式通过资源整合共享，可以降低成本、提高效率，有效弥补不同医疗机构之间、同一医疗机构不同科室之间的信息孤岛、服务孤岛、盲目无序竞争等碎片化管理弊端，同时集团也可以提高与医疗保险机构谈判的主动性和筹码。

另一种是"集团化"（一体化）模式。如贝斯以色列医院集团将原来 5 个医院的外科整合成一个大外科，便于资源的统一调配和紧密合作。目前这两种模式都在改进完善之中。

目前，美国的健康保险已经取代医疗服务成为整个健康产业链中的核心。健康保险在 20 世纪 90 年代期间完成了由传统的"被动支付型"向"主动管理型"的华丽转身。据报道，在美国整合了"健康风险管理"服务的主动管理型健康保险已经占据了 3/4 的市场份额，并在二、三十年内迅速产生了众多世界 500 强企业。主动管理型健康保险是保险公司为了摆脱由于医疗费用迅猛增长导致保费增长及赔付率升高这一恶性循环，而发展并逐渐完善起来的现代健康保险经营模式。

主动管理型健康保险的核心是保险公司提供"院前、院中、院后"的全程健康风险管理服务。财富全球 500 强中 5 家主要经营主动管理型健康保险的公司在 2008—2009 年的全球金融危机期间业务收入均保持持续增长，其中 4 家公司在 500 强中的排名还有所上升。主动管理型健康保险公司不但经营业绩良好，而且成长十分迅速。

四、经验借鉴

首先，有强大的健康产业研发政策扶持。美国制药业、生物科技等行业在世界范围内都居于领导者地位，这与政府对研发的大力支持有关：美国著名的研发税收抵免法案从 1981 年即开始实施，对各个产业的研发提供了很大的动力。政府政策支持带动整个社会对健康产业研发投资的增长，形成了良好的研发投资环境。美国联邦政府一直保持对生物医药领域的投入力度，作为直接领导和开展各类生物医药科学基础研究的美国国立卫生研究院（NIH），得到了联邦财政的强力支持，是除国防外获得政府财政支持最多的科研单位。

其次，医疗资源配置市场化。美国的医疗体制建立在私营医疗的基础上，医疗资源几乎全部由市场配置，辅助以公共医疗资源的供应，提高了医疗资源的配置效率。高度市场化的经济体制使得资本进入健康产业的通道畅通，促进了产业发展。与之相比，非市场化的医疗体制使得中国的医疗资源无法得到最优配置，一方面是医疗资源严重短缺；另一方面是医疗健康相关人才的收入不高：虽然解决了部分公平问题，但束缚了医疗资源的合理配置。

再次，商业医疗保险与医疗机构深度合作。美国的医疗保险业是大健康产业的钱袋子看门人：健康产业的再分配几乎都是由医疗保险业实现的，保险公司收取一定的保费支出，为投保人选定医生和相关医疗机构，利润的驱动使得其通过与医院的合作加强成本控制，提高了成本节约度；另外，在与医院的合作中严格划定好诊疗程序和相关收费标准，有利于医疗资源的社会化配置的优化。中国的商业医疗保险还停留在简单的医疗赔付制度上，没有根据医疗保险特点进行深耕，整体收入规模也偏小。未来商业医疗保险可以根据中国的实际情况进行行业深耕，如可推出针对高收入群体或老年人的特殊医疗保险，从保险延伸到服务，创新模式，深耕市场。

最后，美国有健全的全科医生制度。美国将全科医生制度称为医疗卫生体系的"守门人"制度、医疗保险基层就医首诊制度。规定所有参加医疗保险的人员患病后必须接受全科医生的首诊，在全科医生诊断之后再向专科医院或综合医院转诊。全科医生充当了健康"守门人"。全科医生的工作以预防保健、简单疾病治疗、慢性病治疗、持续跟踪治疗为主。但在医疗资源不足的地方，全科医生的作用会大大提高，他们除了看病治疗外，有能力的医生可以在符合其诊疗范围内做手术、接生、处理急诊及心理卫生、公共卫生等基础医疗工作，还可能负担起社区的卫生教育、疾病管理、疫苗接种工作，对社区居民医疗保健极为重要。美国全科医生占全国医生总数的60%，卫生业务量占一半以上，一个全科医生一般签约3000个左右社区成员。签约成员和全科医生的关系密切，成员有任何疾病一般都会首先向自己的全科医生询诊，全科医生对签约成员全程服务，如有需要，可以邀请专科医生会诊，但最后如何诊治由全科医生而非专科医生决定。全科医生根据诊断和治疗情况，决定是否转诊。

综合来看，美国大健康产业的快速发展得益于国内相关医疗政策、金融、行业体制的健全。其中商业态势与医疗机构的高度融合为大健康产业顺利市场化提供了畅通的内外环境，提升了大健康产业的市场吸引力，为各类资金进入及大健康产业链的细化提供了良好氛围。

第六节　日本大健康产业

一、日本大健康产业范畴界定

日本的大健康产业是集预防、诊断、治疗、康复等商品和服务部门的总称，通常包括医药行业、医疗保健系统、保健品行业及社会福祉等领域。

日本的大健康产业主要包括三大领域：医药行业、医疗保健系统、保健品。

医药行业分为医药工业和医药商业两大类八大细分方向；医疗保健系统分为医院、诊所、保险及由国家提供的社会福利；保健品分为特定保健用食品和营养机能食品（图3-8）。

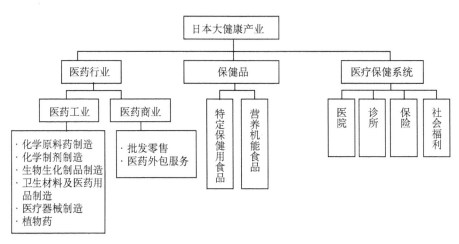

图 3-8 日本大健康产业分类

二、日本大健康产业环境

日本政府大力推动国民健康发展，严格立法监督食品安全，十分重视构建社会福利，极力推进生物立国战略。同时，人口结构、社会环境也形成了基础的产业发展环境。

日本的药品市场比较规范。日本有一套严格的治理和监管药品市场的法律制度。药品的制造、销售有非常严格的规定，保证药品市场安全有序。日本药品管理法律法规主要分为3类：由日本议会批准通过的称法律；由日本政府内阁批准通过的称政令或法令；由厚生劳动省大臣批准通过的称告示或省令。日本议会批准颁布的关于药品管理的法律有《药事法》《药剂师法》等。但对药品市场来说最重要的法律当属《药事法》。日本的《药事法》以"医药品"、"药用化妆品"、"化妆品"及"医疗器具"等4个项目为主，为确保规范其安全性与有效性，在药事法规范围内的商品，必须谨守《药事法》的规定，否则即被定义为违反《药事法》。

国民健康保险制度操作实践效果明显。根据规定，日本国民和在日本居住一年以上的外国人都要加入国民健康保险，交纳一定数额的保险费，领取国民健康保险证。有病到医院就医，自己承担 30% 的医疗费，余下的由医院与就诊者所在地方政府结算。日本医院或诊所要经过保险组织审核，符合资格者才可提供医疗保险服务。目前，日本有近百万家医院、诊所为医保患者提供服务，日本国民可持医疗保险卡到其中任何一家就诊。

增进国民健康是日本政府的一项重要工作。在厚生劳动省中不仅设有健康局，还设有专门的健康促进科，专门制定提高国民健康生活的措施并加以监督。《食品卫生法》是日本食品领域的重要法规。该法的主要目的是：预防饮食引起的卫生危害，保护国民的身体健康。《保健机能食品制度》于 2001 年 4 月 1 日起实行，对保健机能食品进行了严格限定。日本共颁布了 8 部社会福利相关法律，被称为"社会福利八法"，其是政府开展社会福利行政的法律依据，也是构建福利社会的基础。日本政府强调把"科研重点转向生命科学和生物技术"，以建立生物技术产业的竞争力为目标制定生物技术战略。

日本良好的经济环境促进了大健康产业的发展。日本国内经济稳定，年平均 GDP 增长率为 2.2% 左右，给大健康产业发展创造了良好的环境；日本 2017 年的人均 GDP 为 38 428 美元，远高于中国的 8827 美元和世界的 10 758 美元。日元汇率自 2012 年来一路下跌，有利于医药行业出口。

人口加速老龄化对健康产业带来深远影响。截至 2018 年 8 月 1 日，日本全国 1.26 亿总人口中，70 岁以上老人的比例达 20.7%，首次超过两成。统计结果显示，70 岁以上人口较上年增加 100 万，为 2618 万人，占总人口数的 20.8%；被定义为高龄人口的 65 岁以上老人的数量比上一年度增加 44 万人，为 3557 万人，占总人口数的 28.2%，再一次刷新了最高纪录。此外，高龄人口中 80 岁以上老人的数量比上一年度增加 31 万人，为 1104 万人（占总人口数的 8.8%）；

90 岁以上人口比上一年度增加 14 万人，为 219 万人（占总人口数的 1.7%）。日本的人口老龄化形势日趋严峻。日本人口结构的快速老龄化及其带来的社保支出刚性增长，是加重财政负担的重要因素之一。日本民众具有较强的健康意识，注重不良生活方式所引起的疾病。日本大健康产业将会因为人口老龄化加速而增加对保健产品、医疗服务、医药用品的需求。

社会文化环境。居民对提高健康意识很重视，花钱买健康服务的现象很普遍。许多人定期到体检中心，接受医生的健康指导，主动改变生活方式。饮食都较清淡。

日本是制药工业、生物技术和医疗器械工业最发达的国家之一。日本是全球第二大医药市场，预计今后将继续以复合年均增长率 2.6% 的速度发展。日本在发酵工程、生物医药（尤其是基因工程和单克隆抗体制备）、生物环保、生物能源等多个生物技术产业领域均具有独特优势。在药物发现、生物服务、医疗器械和功能食品等方面具有良好的前景。

三、经验借鉴

日本民众、政府、社会多方对健康保健的强烈意识使得日本大健康产业发展不断完善且成为世界标杆国家。

日本为全体国民提供健康保障。虽然日本的医药费并不便宜，但却很少存在"看病难、看病贵"的现象，日本国民很少因为经济原因该就诊而未就诊、该住院而未住院，这不仅因为日本人比中国人富有，更因为日本为全体国民提供了医疗保障，此外还有各类补充保险分担剩余的自付医药费。日本和美国一样是世界上商业保险业发达的国家，保险业之间的竞争相对充分，管理效率比较高。社会保险的许多业务也是由这些商业保险公司承担的。

医药产业税收金融政策的改革。日本的税收体系包括所得税、财产税和商品税三大类共计 57 个税种。考虑到医药产业技术创新的企业法人主体地位及税收优惠政策的激励效果，日本主要从企业所得税方面给予了特别的税收优惠。优惠政策体系主要包括税额减免、税收抵扣、加速折旧、提取准备金等内容。

建立现代医疗制度、实现医药分业。通过建立全民参保的国民健康保险制度，切断了医生和药品供应商之间的利益链条，通过政府确定药价，药品制造和经营企业的利润在一定限度内得到保障。在日本，医生已经成为纯粹的诊疗师，其行医收入的主要手段就是通过实施诊疗，填写诊疗卡，从而获取相应的收入。日本政府为此采取的措施其实很简单：将医生划入高级技术服务行业，大幅提高医生的诊疗报酬。大幅提高诊疗报酬后，医生的主要收入来源从药品变成了医术。医术高超、具备服务精神的医生，被患者预约的次数就会增多，收入也会随之提高。医生的收入、社会地位自此与其医术形成正比。鼓励建立私立医院。由于人均寿命的延长，公立医院的床位供给严重不足，20世纪70年代以后涌现出大量社会的、私立的医院，这些医院提供了大量的床位，后来许多被改造成疗养性医院。这是适应老龄化的卫生资源配置方式。应对老龄化而采取的措施之一是鼓励社会各界建立专门为老年人服务的老年病医院。将疗养性住院与其他住院类型分开管理，这有利于集中管理老年慢性病人，降低医药费用。

药物保护和扶持政策有效地推动了日本创新药物的研发。药品专利保护政策和药品数据保护政策就组成了一个双重保护机制，这对那些从研发到获批上市耗时非常长的药物尤为重要。与欧美国家不同，日本药物保护制度创造性地将市场独占与药品上市后再审查制度捆绑实施，这在保护创新药物知识产权的同时，有助于增加对创新药物不良反应的监测和控制。知识产权保护政策有效遏制了医药技术创新过程中"搭便车"效应，在创新药物上市后授予其市场独占权力，形成市场垄断机制，延长产品市场生命周期，保障研发企业的高额利润。

独具特色的创新药物规制政策。日本实行全国统一管理的政府药品价格管理机制，其新药定价核算模式采取"类似药参照定价法"。也就是针对同一种适应证，选择同一效能、药理作用和化学结构类似的对照药，结合新药的创新性、实用性和市场性的因素来确定药品价格。这个政策在有效控制药品价格、降低公众医疗成本的同时又赋予创新药物加价的特权，大力促进制药企业加大创新药物的研发投入，带动医药 GDP 的增长。

第四章 ◉•••

人工智能在健康及养老产业中的实践

人工智能是一门技术科学，它是将人的智能的理论、方法、技术充分融合，并将其应用于计算系统进行研究、开发、模拟、扩展并不断学习的一套应用系统。当前，人工智能正逐渐发展为新一代通用技术，加快与经济社会各领域渗透融合，成为推动经济社会发展的新引擎。今后人工智能将在健康、养老、医疗等领域发挥重要作用，促进行业的发展。

第一节　人工智能医疗发展历程

一、什么是人工智能

人工智能（artificial intelligence，AI）是一门技术科学，它是将人的智能的理论、方法、技术充分融合，并将其应用于计算系统进行研究、开发、模拟、扩展并不断学习的一套应用系统。

人工智能的本质是对人类思维过程的模拟。从 1956 年正式提出"人工智能"

概念算起，在半个多世纪的发展历程中，人们一直在这一领域进行长期的科学探索和技术攻坚，试图了解智能的实质。和任何曾经处于发展过程中的新兴学科一样，人工智能早期发展并非一帆风顺，它曾受到多方质疑，不断经历起伏。近些年，大数据的积聚、理论算法的革新、计算能力的提升及网络设施的演进，使得持续积累了半个多世纪的人工智能产业又一次迎来革命性的进步，人工智能的研究和应用进入全新的发展阶段。

当前，人工智能正逐渐发展为新一代通用技术，加快与经济社会各领域渗透融合，已在医疗、金融、安防、教育、交通、物流等多个领域实现新业态、新模式和新产品的突破式应用，带动生产流程、产品、信息消费和服务业的智能化、高附加值转型发展。人工智能已处于新科技革命和产业变革的核心前沿，成为推动经济社会发展的新引擎。

人工智能领域的研究范畴包括机器人、语言识别、图像识别、自然语言处理和专家系统等。人工智能从诞生以来，理论和技术日益成熟，应用领域也不断扩大。可以设想，未来人工智能带来的科技产品，将会是人类智慧的"容器"。人工智能可以对人的意识、思维的信息过程进行模拟。

其实说的再直白一点儿，人工智能就是一种可以模仿人类思考行为，并不断学习创新的智能机器。也正是由于其强大的自我学习能力，人工智能才会日益受到重视。人工智能不是人的智能，但能像人那样思考，借助这种强大的自我学习能力，未来人工智能有望超越人们的能力和智慧，为社会和人类创造更高的价值。

人工智能是计算机学科的一个分支，20 世纪 70 年代以来被称为世界三大尖端技术之一（空间技术、能源技术、人工智能），也被认为是 21 世纪三大尖端技术（基因工程、纳米科学、人工智能）之一。这是因为近 30 年来它获得了迅速的发展，在很多学科领域都获得了广泛应用，并取得了丰硕的成果，人工智能已逐步成为一个独立的分支，在理论和实践上都已自成系统。

二、人工智能从无到有的辉煌历程

经过 50 多年的演变，诞生半个多世纪的人工智能技术终于从幕后的议论纷纷，步入了如今的巅峰时刻。

为抓住人工智能发展的"黄金期"，构建我国人工智能发展的"头雁优势"，进而加快建设科技创新型国家。国务院于 2017 年 7 月 20 日印发了《新一代人工智能发展规划》。该规划明确提出了面向 2030 年，我国新一代人工智能发展的重点任务、指导思想及战略目标，这些政策的下达，为加快我国人工智能的发展提供了良好的孵化环境。回顾数十年的技术发展，人工智能在历经起起伏伏之后，现在已经逐渐开始影响全人类的生活和工作，未来或许还会影响到人们的生命长度和质量。

那么人工智能是如何从无到有，在漫长的历史中又是怎么发展起来的？接下来我们来详细梳理一下。

人工智能的起源。人工智能在 20 世纪 50—60 年代时正式提出，1950 年，一位名叫马文·明斯基（后被人称为"人工智能之父"）的大四学生与他的同学邓恩·埃德蒙一起，建造了世界上第一台神经网络计算机。这也被看作是人工智能的一个起点。巧合的是，同样是在 1950 年，被称为"计算机之父"的阿兰·图灵提出了一个举世瞩目的想法——图灵测试。按照图灵的设想：如果一台机器能够与人类开展对话而不能被辨别出机器身份，那么这台机器就具有智能。而就在这一年，图灵还大胆预言了真正具备智能机器的可行性。1956 年，在由达特茅斯学院举办的一次会议上，计算机专家约翰·麦卡锡提出了"人工智能"一词。后来，这被人们看作是人工智能正式诞生的标志。就在这次会议后不久，麦卡锡从达特茅斯搬到了麻省理工学院。同年，明斯基也搬到了这里，之后两人共同创建了世界上第一座人工智能实验室——MIT AI LAB 实验室。达特茅斯会议被广泛认为是人工智能诞生的标志，在那之后不久，最早的一批人工智能学者和技术开始涌现。从此，人工智能走上了快速发展的道路。

人工智能的第一次高峰。在 1956 年的这次会议之后，人工智能迎来了属于它的第一次高峰。在长达 10 余年的时间里，计算机被广泛应用于数学和自然语言领域，用来解决代数、几何和英语问题。这让很多学者看到了机器向人工智能发展的前景，甚至在当时，有很多学者认为："20 年内，机器将能完成人能做到的一切。"

人工智能第一次低谷。20 世纪 70 年代，人工智能进入了一段痛苦而艰难的岁月。由于科研人员在人工智能的研究中对项目难度预估不足，不仅导致与美国国防高级研究计划署的合作计划失败，还让大家对人工智能的前景不再乐观。与此同时，社会舆论的压力也开始慢慢压向人工智能这边，导致很多研究经费被转移到了其他项目上。

在当时，人工智能面临的技术瓶颈主要是 3 个方面：第一，计算机性能不足，导致早期很多程序无法在人工智能领域得到应用；第二，问题相对简单，早期人工智能程序主要是解决特定的问题，因为特定的问题对象少，较简单，可一旦问题上升维度，程序立马就不堪重负了；第三，数据量严重缺失，在当时不可能找到足够大的数据库来支撑程序进行深度学习，这很容易导致机器无法读取足够量的数据进行智能化。

因此，人工智能项目停滞不前，也让一些人有机可乘，1973 年 Lighthill 针对英国 AI 研究状况的报告，批评了 AI 在实现"宏伟目标"上的失败。由此，人工智能遭遇了长达 6 年的科研深渊。

人工智能的崛起。1980 年，卡耐基梅隆大学为数字设备公司设计了一套名为 XCON 的"专家系统"。这是一种采用人工智能程序的系统，可以简单地理解为"知识库＋推理机"的组合，XCON 是一套具有完整专业知识和经验的计算机智能系统。这套系统在 1986 年之前能为公司每年节省 4000 万美元的经费。有了这种商业模式后，衍生出了像 Symbolics、Lisp Machines 和 IntelliCorp、Aion 这样的硬件、软件公司。在这个时期，仅专家系统产业的价值就高达 5 亿美元。

人工智能第二次低谷。 可怜的是，命运的车轮再一次碾过人工智能，让其回到原点。仅仅在维持了 7 年之后，这个曾经轰动一时的人工智能系统就再次陷入低谷。1987 年，苹果和 IBM 公司生产的台式机性能都超过了 Symbolics 等厂商生产的通用计算机。从此，专家系统风光不再。

人工智能再次崛起。 20 世纪 90 年代中期开始，随着 AI 技术尤其是神经网络技术的逐步发展，以及人们对 AI 开始抱有客观理性的认知，人工智能技术开始进入平稳发展时期。1997 年 5 月 11 日，IBM 的计算机系统"深蓝"战胜了国际象棋世界冠军卡斯帕罗夫，又一次在公众领域引发了现象级的 AI 话题讨论。这是人工智能发展的一个重要里程。2006 年，Hinton 在神经网络的深度学习领域取得突破，人类又一次看到机器赶超人类的希望，也是标志性的技术进步。

谷歌、微软、百度等互联网巨头，还有众多的初创科技公司，纷纷加入人工智能产品的战场，掀起又一轮的智能化狂潮，而且随着技术的日趋成熟和大众的广泛接受，这一次狂潮也许会架起一座现代文明与未来文明的桥梁。

数据显示，全球人工智能领域的投融资交易比以往任何时候都更活跃。2018 年上半年，全球人工智能领域投资额达 435 亿美元，其中中国的投资规模占全球 70% 以上。人工智能相关的融资进程加快。

现阶段，中国人工智能的发展在国际上属于第一梯队，在科研上基本覆盖了大部分细分领域。中国人工智能虽起步稍晚，但进入 21 世纪以后，总体发展进程基本与欧美国家同步。尤其是 2010 年左右，深度学习等技术开启全球人工智能发展新一轮浪潮后，中国抓住机遇，站在与发达国家并跑的国际最前沿。中国人工智能相关专利申请数持续增长，2016 年，中国人工智能相关专利年申请数达到 29 023 项。

如今，中国人工智能在技术研发和产业应用层面均取得不小突破。以计算机视觉技术为例，百度深度学习的人脸识别准确率为 99.84%，腾讯以 83.29% 的成绩在国际权威人脸数据库 Mega Face 上 100 万级别人脸识别测试中获得冠军。

此外，人工智能还被广泛运用于教育、医疗、金融、机器人和安防等领域。

国家层面的重视使众多有实力的公司在优势领域布局，抢占市场，能率先掌握人工智能关键技术的公司将获得巨大的市场回报，从而会使人工智能的应用进一步拓展。数据预测，至 2030 年，人工智能将在中国产生约 10 万亿元的产业带动效益。

在中国，人工智能的发展受到政府的高度重视。从国家"互联网＋"行动计划到"十三五"的相关规划，均明确将人工智能作为战略性新产业，给予重点扶持。2017 年，先后印发了《新一代人工智能发展规划》和《促进新一代人工智能产业发展三年行计划（2018—2020 年）》。2018 年 11 月，工业和信息化部印发《新一代人工智能产业创新重点任务揭榜工作方案》。该方案指出，到 2020 年，实现智能网联汽车达到有条件自动驶等级水平；实现智能家庭服务机器人、智能公共服务机器人的批量生产及应用；在重点区域初步建成车联网网络设施。

在 AI 迅速发展的未来，技术成本将会越来越低，使用门槛也会越来越接地气。换句话说，在未来，一家公司的运行不需要雇佣过多的劳动力，只需要几个能够调控 AI 程序的工程师，将 AI 技术完全嵌入工作的各个环节中即可。人类未来的工作，或许是对人工智能的控制，而不再是依靠劳动力获得自身价值的体现了。人类的工作不再局限在大量烦琐复杂的工作上，而是借助掌握的技术去完善 AI 的工作。因为现阶段来看，AI 只能算是一个拥有部分职能的工具，而不能进行创意性的操作，工作的中心应该还是人类，一段时期内 AI 与人类的差距还是比较明显的。但是在未来，AI 或许可能和水电一样，将会变成人类必需的一项基础设施，为人类提供各项高难度、高智商、烦琐、难操作的工作服务。

时至今日，人工智能发展日新月异，此刻 AI 已经走出实验室，离开棋盘，已通过智能客服、智能医生、智能家电等服务场景在诸多行业进行深入而广泛的应用。可以说，AI 正在全面进入我们的日常生活，属于未来的力量正席卷而来。让我们来回顾一下在曲折发展的 60 年中，人工智能经历的一些关键事件。

1946 年，全球第一台通用计算机 ENIAC 诞生。它最初是为美军作战研制的，每秒能完成 5000 次加法, 400 次乘法。ENIAC 为人工智能的研究提供了物质基础。

1950 年, 阿兰·图灵提出"图灵测试"。如果电脑能在 5 分钟内回答出由人类测试者提出的一系列问题, 且其超过 30% 的回答让测试者误认为是人类所答, 则通过测试。这篇论文预言了创造出具有真正智能的机器的可能性。

1956 年, "人工智能"概念首次提出。在美国达特茅斯大学举行的一场为期两个月的讨论会上, "人工智能"概念首次被提出。

1959 年, 首台工业机器人诞生。美国发明家乔治·德沃尔与约瑟夫·英格伯格发明了首台工业机器人, 该机器人借助计算机读取示教存储程序和信息, 发出指令控制一台多自由度的机械。它对外界环境没有感知。

1964 年, 首台聊天机器人诞生。美国麻省理工学院 AI 实验室的约瑟夫·魏岑鲍姆教授开发了 ELIZA 聊天机器人, 实现了计算机与人通过文本来交流。这是人工智能研究的一个重要方面。不过, 它只是用符合语法的方式将问题复述一遍。

1965 年, 专家系统首次亮相。美国科学家爱德华·费根鲍姆等研制出化学分析专家系统程序 DENDRAL。它能够通过分析实验数据来判断未知化合物的分子结构。

1968 年, 首台人工智能机器人诞生。美国斯坦福国际咨询研究所 (SRI) 研发的机器人 Shakey, 能够自主感知、分析环境、规划行为并执行任务, 可以感觉人的指令发现并抓取积木。这种机器人拥有类似人的感觉, 如触觉、听觉等。

1970 年, 能够分析语义、理解语言的系统诞生。美国斯坦福大学计算机教授 T. 维诺格拉德开发的人机对话系统 SHRDLU, 能分析指令, 如理解语义、解释不明确的句子, 并通过虚拟方块操作来完成任务。由于它能够正确理解语言, 被视为人工智能研究的一次巨大成功。

1976 年, 专家系统广泛使用。美国斯坦福大学肖特里夫等人发布的医疗咨询系统 MYCIN, 可用于对传染性血液病患者的诊断。这一时期还陆续研制出了用于生产制造、财务会计、金融等多个领域的专家系统。

1980 年，专家系统商业化。美国卡耐基梅隆大学为 DEC 公司制造出 XCON 专家系统，帮助 DEC 公司每年节约 4000 万美元左右的费用，特别是在决策方面能提供有价值的内容。

1981 年，第五代计算机项目研发。日本率先拨款支持，目标是制造出能够与人对话、翻译语言、解释图像，并能像人一样推理的机器。随后，英国、美国等国家也开始为 AI 和信息技术领域的研究提供大量资金。

1984 年，大百科全书（Cyc）项目。Cyc 项目试图将人类拥有的所有一般性知识都输入计算机，建立一个巨型数据库，并在此基础上实现知识推理，它的目标是让人工智能能够以类似人类推理的方式工作，这成为人工智能领域的一个全新研发方向。

1997 年，"深蓝"战胜国际象棋世界冠军。IBM 公司的国际象棋电脑"深蓝"（Deep Blue）战胜了国际象棋世界冠军卡斯帕罗夫。它的运算速度为每秒 2 亿步棋，并存有 70 万份大师对战的棋局数据，可搜寻并估计随后的 12 步棋。

2011 年，Watson 参加智力问答节目。IBM 开发的人工智能程序"沃森"（Watson）参加了一档智力问答节目并战胜了两位人类冠军。沃森存储了 2 亿页数据，能够将与问题相关的关键词从看似相关的答案中抽取出来。这一人工智能程序已被 IBM 广泛应用于医疗诊断领域。同年，支持语音识别并能通过语音进行人机互动的 Siri 系统的 iPhone4s 发布。这是首次将人工智能技术应用于手机中。

2013 年，深度学习算法被广泛运用在产品开发中。Facebook 人工智能实验室成立，探索深度学习领域，借此为 Facebook 用户提供更智能化的产品体验；谷歌收购了语音和图像识别公司 DNNResearch，推广深度学习平台；百度创立了深度学习研究院等。

2014 年 5 月 28 日，谷歌推出新产品——无人驾驶汽车。这种智能汽车也可以称为轮式移动机器人，主要依靠车内计算机系统的智能驾驶仪来实现无人驾驶。无人驾驶汽车的问世成为人工智能发展中的一座丰碑。

2016—2017 年，AlphaGo 以 4∶1 的成绩战胜围棋世界冠军李世石。

AlphaGo 是由 Google DeepMind 开发的人工智能围棋程序，具有自我学习能力。它能够搜集大量围棋对弈数据和名人棋谱，学习并模仿人类下棋。DeepMind 已进军医疗保健等领域。

2017 年，深度学习大热。AlphaGo Zero（第四代 AlphaGo）在无任何数据输入的情况下，自学围棋 3 天后便以 100∶0 横扫了第二版本的"旧狗"，学习 40 天后又战胜了在人类高手看来不可企及的第三个版本"大师"，让人类见识到了人工智能的强大。

三、逐年递增的人工智能产业规模

2018 年 7 月发布的《中国人工智能发展报告 2018》显示，截至 2018 年 6 月，全球共监测到人工智能企业总数达 4925 家，其中美国人工智能企业数 2028 家，位列全球第一。中国(不含港澳台地区)人工智能企业总数1011家,位列全球第二,其次分别是英国、加拿大和印度（图 4-1）。

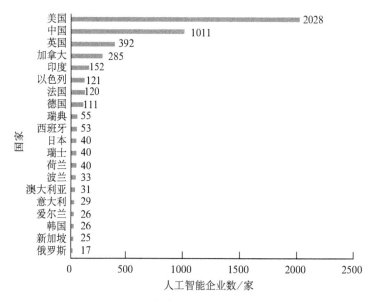

图 4-1　全球人工智能企业分布

（数据来源：中国人工智能发展报告 2018）

在中国，人工智能企业主要集中在北京、上海和广东三地。其中，北京人工智能企业数量达 395 家，遥遥领先其他省份。除此之外，浙江和江苏两省也有较多的人工智能企业（图 4-2）。

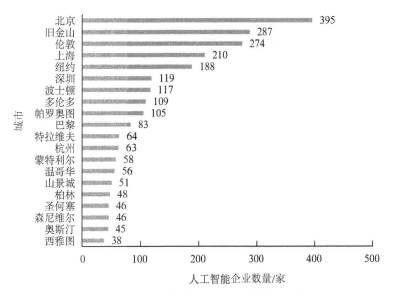

图 4-2 全球人工智能企业数量 TOP20 城市
（数据来源：中国人工智能发展报告 2018）

自 2013 年以来，全球人工智能行业投融资规模呈上涨趋势。2017 年全球人工智能投融资总规模达 395 亿美元，融资事件 1208 笔，其中中国的投融资总额达到 277.1 亿美元，融资事件 369 笔。中国 AI 企业融资总额占全球融资总额的 70%，融资笔数达 31%。

根据 2013 年到 2018 年第一季度全球的投融资数据，中国已在融资规模上超越美国成为全球最"吸金"的国家，但是在投融资笔数上，美国仍然在全球处于领先地位（图 4-3）。

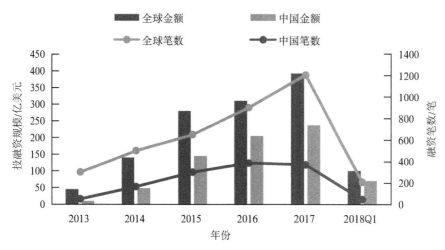

图 4-3　中国人工智能投融资变化趋势

(数据来源：中国人工智能发展报告 2018)

2017 年我国人工智能市场规模达到 237.4 亿元，相较于 2016 年增长了 67%，其中以生物识别、图像识别、视频识别等技术为核心的计算机视觉市场规模最大，占比 34.9%，达到 82.9 亿元。

中国人工智能创业热潮与投融资热情在 2017 年回归理性，但随着人工智能各项技术的不断成熟及各类应用场景的落地，预计在 2018 年，人工智能市场增速将达到 75%，整体规模将达到 415.5 亿元。

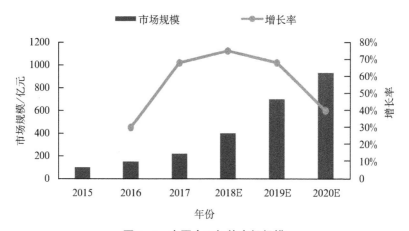

图 4-4　中国人工智能市场规模

(数据来源：中国人工智能发展报告 2018)

第二节　人工智能政策梳理

一、国际人工智能战略和政策

近 5 年来，世界各国关注和推进人工智能领域研究，围绕人工智能发展制定了相应的国家战略和政策。

美国发布的人工智能政策有《国家人工智能研究和发展战略计划》（The National Artificial Intelligence Research and Development Strategic Plan）、《人工智能，自动化和经济》（Artificia Intelligence，Automation and the Economy）、《为人工智能的未来做准备》（Preparing for the Future of Artificial Intelligence）、《人工智能白皮书》（Artificial Intelligence White Paper）等。

欧盟发布了《2014—2020 年欧洲机器人技术战略研究计划》（Strategic Research Agenda for Robotics in Europe 2014—2020）、《地平线 2020 战略——机器人多年度发展战略图》（Robotics 2020 Muti-Annual Roadmap）、《衡量欧洲研究与创新的未来》（Gauging the Future of EU Research & Innovation）、《对欧盟机器人民事法律规则委员会的建议草案》（Draft Report with Recommendations to the Commission on Civil Law Rules on Robotics）、《欧盟机器人民事法律规则》（European Civil Law Rules in Robotics）等政策或计划。

德国发布了《新高科技战略》（Die neue Hightech-Strategie Innovationen far Deutschland）、《将技术带给人类——人机交互的研究项目》（Technik zum Menschen bringen-Forschungsprogramm zur Mensch-Technik-Interaktion）、《联邦教育研发部关于创建"学习系统"平台的决定》（BMBF gru ndet Plattform "Lernende Systeme"）《创新政策》（Innovation Policy），以及与法国共同进行的《关于人工智能战略的讨论》（Prasentation zur Kunstlichen Intelligenz）等。

英国围绕人工智能发布的政策有《机器人与自动系统 2020》（BAS 2020 Robotics and Autonomous Systems）、《现代工业化战略》（Industrial Strategy：Building a Britain Fit for the Future）、《在英国发展人工智能》（Growing the Artificial Intelligence Industry in the UK）、《机器人与人工智能：政府对委员会 2016—17 年会议第五次报告回应》（Robotics and artificial intelligence：overnment Response to the Committee's Fifth Report of Session 2016–17）等。

法国发布的人工智能政策有《法国及欧洲的人工智能》（For a Meaningful Artificial Intelligence Towards a French and European Strategy），与德国共同进行的《关于人工智能战略的讨论》（Prasentation zur Kunstlichen Intelligent）等。

日本发布的人工智能政策有《日本复兴战略 2016》（Japan Revitalization Strategy 2016）、《人工智能科技战略》（Artificiaicial Intelligence Technology Strategy，Repport of Strategic Council of Al Technology）两项。

中国自 2013 年开始围绕人工智能颁布了《国务院关于推进物联网有序健康发展的指导意见》《国务院关于印发〈中国制造 2025〉的通知》《国务院关于积极推进"互联网＋"行动的指导意见》《国务院关于印发促进大数据发展行动纲要的通知》《国民经济和社会发展第十三个五年规划纲要》，在被媒体称为"人工智能"元年的 2017 年，中国发布了具有纲领性作用的《国务院关于印发新一代人工智能发展规划的通知》，该通知对未来中国人工智能产业的发展方向和重点领域给予指导性的规划。

二、主要国家和地区人工智能重点研发和应用领域

各国科学技术水平和实际国情存在重大差异，因此，其人工智能政策在研发重点和重点应用领域存在极大不同（表 4-1）。

表4-1　世界各国人工智能政策研发策略比较分析

国家	重点研发领域	重点应用领域
美国	国土安全；军事国防；医疗给予重点支持	国土安全领域：脸部识别、可穿戴警报系统等；国防军事；医疗影像
欧盟成员国	数据保护；网络安全；人工智能伦理；数字技术培训；电子政务	超级计算机；数据处理；金融经济；数字社会；教育
德国	人机交互；网络物理系统；云计算；计算机识别；智能服务；数据网络；微电子；大数据；网络安全；高性能计算	智能交通（陆海空）；健康护理；农业；生态经济；能源；数字社会
英国	硬件 CPU；身份识别	水下机器人；海域工程；农业；太空宇航；矿产采集
法国	超级计算机	生态经济；性别平等（对女性的 AI 教育）；电子政府；医疗护理
日本	机器人；脑信息通信；声音识别；语言翻译；社会知识解析；创新型网络建设；大数据分析等	生产自动化；物联网；医疗健康及护理；空间移动（自动驾驶、无人配送等）
中国	关键共性技术体系"1+N"计划："1"是指新一代人工智能重大科技项目，聚焦基础理论和关键共性技术；"N"是人工智能的理论研究、技术突破和产品应用及产品应用研发。加强人工智能前沿领域交叉学科研究和自由探索的支持	智能制造；智能农业；智能物流；智能金融；智能商务；智能家居；智慧教育；智能医疗；智能养老；行政管理；司法管理；城市管理；在深海空间站、健康保障等大项目，以及智慧城市、智能农机装备等国家重点研发计划重点专项部署中，加强人工智能技术的应用示范

特朗普政府初期对人工智能反应缓慢和冷淡，但这种情况正发生巨大改变。在美国工业人工智能峰会上，美国宣布成立人工智能特别委员会，以改善联邦政府在人工智能领域的投入。其研发以自主、无人系统作为预算重点，尤其对国土安全和国防领域给予重点支持。在应用创新层面，美国的人工智能现已被广泛应用到国土安全、医疗影像、国防军事等领域，如在国土安全领域，脸部识别、可穿戴警报系统等已开展实际应用；在医疗领域，美国积极将人工智能应用于医疗影像。

欧盟对于人工智能重视度很高，积极团结各成员国并开展立法讨论。大部分欧盟国家都加入了"地平线 2020 计划"及"SPARC"机器人计划，力图通过这次革新提高欧洲的整体竞争力。有些欧盟国家，如意大利、芬兰等，虽还没有形成统一的政府层面战略政策，但是其主要高校和研究机构也承担了其国家对于人工智能领域的研究任务。总体来说，欧盟更加关注人工智能对人类社会的影响，其研究内容多涉及数据保护、网络安全、人工智能伦理等社会科学方面，目前其也投入了相当精力，致力于开展数字技术培训和电子政务相关研究。在应用领域，欧盟关注人工智能相关的基础研究，尤其对超级计算机和数据处理应用投入了大量资金。除此之外，欧盟也关注人工智能在金融经济、数字社会、教育等领域的深入应用。

德国依托其工业基础优势于 2013 年开启"工业 4.0 计划"，将研究重点确定为人机交互、网络物理系统、云计算、计算机识别、智能服务、数字网络、微电子与大数据、网络安全、高性能计算等方面。在人工智能应用领域，德国重点关注智能交通、健康护理、农业、生态经济、能源、数字社会等领域，涉及德国社会各个层次。

英国致力于硬件 CPU、身份识别领域的人工智能技术研发。在应用领域，英国将人工智能技术广泛应用于水下机器人，海域工程、农业、太空宇航、矿产采集等领域，相较美国、德国，其研究和应用覆盖面小，但更加具体和深入，其人工智能产业发展注重应用上的实效性。同时，英国政府关注人工智能的人才培养，斥巨资建立技术学院，吸引众多高等学府的人才。

法国对人工智能相关的超级计算机研发投入了大量精力。在人工智能应用领域，十分关注生态经济、性别平等、电子政府及医疗护理。事实上，法国对人工智能的实际应用更加看重，关注社会医疗健康与自动驾驶等与人工智能密切关联的行业，而对增加人工智能新研究投入则抱着谨慎态度，其研发多依托于传统科研领域。

日本社会一直对机器人相关研发和制造抱有强烈的兴趣，目前在机器人、脑信息通信、声音识别、语言翻译、社会知识解析、创新型网络建设、大数据分析等领域已经投入了大量科研精力。而在人工智能的应用领域，日本维持了两条主线：一是传统的替代人力的机器人制造与应用，力图实现日本国内的生产自动化、无人配送和大规模物联网；二是，为解决日益严重的人口老龄化问题，努力将人工智能应用于医疗健康、护理及自动驾驶领域。可以看出，日本的人工智能研发与应用，既保持了日本社会的传统文化特点，又具有明确的解决问题意味。

中国的人工智能发展，强调"1+N"规划体系，聚焦人工智能基础理论和关键技术，同时支持对人工智能交叉学科研究的自由探索。在应用领域，中国关注人工智能在智能制造、智能农业、智能物流、智能金融、智能商务、智能家居、智慧教育、智能医疗、智能养老、行政管理、司法管理、城市管理、环境保护、海洋空间探索等领域的重要作用。从中可以看出，中国人工智能研究和应用满载了对中国经济与社会持续发展壮大的期望，覆盖了广泛的研究和应用领域，力图实现人工智能产业的全面发展。

三、中国国家层面政策

自人工智能研究在中国兴起以来，我国关于人工智能的政策陆续制定出台，有效推动人工智能技术与相关产业的稳步发展。

2016 年 8 月 8 日，国务院发布《"十三五"国家科技创新规划》，明确人工智能作为发展新一代信息技术的主要方向，强调在构建现代产业技术体系中大力"发展自然人机交互技术，重点是智能感知与认知、虚实融合与自然交互、语义理解和智慧决策"，要求"重点发展大数据驱动的类人智能技术方法；突破以人为中心的人机物融合理论方法和关键技术，研制相关设备、工具和平台；在基于大数据分析的类人智能方向取得重要突破，实现类人视觉、类人听觉、类人语言和类人思维，支撑智能产业的发展并在教育、办公、医疗等关键行业形成示范应用。"目前，人工智能成为以战略高技术建立保障国家安全和战略利益"深蓝"计划的核心。十九大报告提出要"加快建设制造强国，加快发展先进制造业，推动互联网、大数据、人工智能和实体经济深度融合"，可见人工智能已经成为国家重要战略，同时也是我国产业变革的重要方向。紧密围绕人工智能领域，我国陆续出台了《国务院关于推进物联网有序健康发展的指导意见》《中国制造 2025》《机器人产业发展规划（2016-2020 年）》《国务院关于积极推进"互联网＋"行动的指导意见》《国务院关于印发促进大数据发展行动纲要的通知》《国民经济和社会发展第十三个五年规划纲要》《国务院关于印发新一代人工智能发展规划的通知》等文件。

　　其中《国务院关于印发新一代人工智能发展规划的通知》指出，新一代人工智能相关学科发展、理论建模、技术创新、软硬件升级等整体推进，正在引发链式突破，推动经济社会各领域从数字化、网络化向智能化加速跃升。当前，我国国家安全和国际竞争形势复杂，必须放眼全球，把人工智能发展放在国家战略层面系统布局、主动谋划，牢牢把握人工智能发展新阶段国际竞争的战略主动，打造竞争新优势，开拓发展新空间，有效保障国家安全。规划中的具体措施包括：深入实施创新驱动发展战略，加快人工智能与经济、社会、国防深度融合，提升新一代人工智能科技创新能力，发展智能经济，建设智能社会，维护国家安全，构筑知识群、技术群、产业群互动融合和人才、制度、文化相互支撑的生态系统，前瞻应对风险挑战，推动以人类可持续发展为中心的智能化，全面提升社会生产力、综合国力和国家竞争力，为加快建设创新型国家和世界科技强国、实现"两个一百年"奋斗目标和中华民族伟大复兴中国梦提供强大支撑。

　　中国人工智能政策根据其重要政策发布的时间点，可以分为 5 个阶段（图4-5）。伴随着重要政策的发布，不同阶段的主题发生了显著变化。

　　第一阶段潜在发展期（2009—2013 年 1 月），该阶段政策文献较少，人工智能研发和应用尚未成为社会热点，对其研究多隐藏于相关基础科研资料中，多以计算机学科研究展示出来；人工智能政策主题关注重点在于物联网、信息安全、数据库、人工智能、基础设施。

第二阶段发展初期阶段（2013 年 2 月至 2015 年 5 月），该阶段社会各界逐渐认识到人工智能的重要性，政策调整体现在对于技术的重视（如大数据、基础设施等），同时强调在发展初期进行技术标准的制定；人工智能政策主题词频从高到低排序是物联网、技术标准、基础设施、大数据、人工智能。

第三阶段飞速发展期（2015 年 6 月至 2016 年 3 月），该阶段出台了大量政策文献，发展人工智能上升为国家战略，相关关键词注重人工智能发展的基础设施，如大数据、云计算、数据共享和人工智能基础设施。从这一阶段开始，人工智能进入大数据时代，相关政策开始重视海量数据的深度挖掘和分析处理；人工智能政策主题词为大数据、基础设施、物联网、云计算、数据共享。

第四阶段稳定发展期（2016 年 4 月至 2017 年 7 月），该阶段对人工智能的研发和产业发展认识越发成熟，政策文献稳步发布。人工智能的主题概念再次频繁出现，说明这一时期社会各阶层对人工智能的关注急剧增加，某些人工智能产业得到了快速发展；人工智能政策主题词频从高到低排序是大数据、人工智能、基础设施物联网、云计算。

第五阶段（2017 年 8 月至今），该阶段经历了人工智能发展热潮，社会各界对人工智能的认识更加务实，相关政策更加具有针对性。人工智能以大数据、云计算、信息安全等技术为支撑，依托相关基础设施获得迅猛发展，并成为国家重要发展战略产业；人工智能政策高频主题词包括人工智能、大数据、信息安全、云计算基础设施。

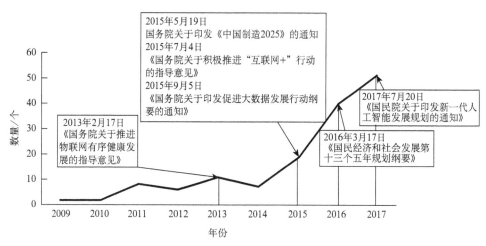

图 4-5　中国国家层面政策发布趋势

（数据来源：中国人工智能发展报告 2018）

第三节　人工智能在健康领域的应用

近年来，人工智能在医疗领域得以迅速应用和发展的关键，实际上在于医疗大数据的积累和数据库的发展。而这些数据并不仅仅产生于医学影像的获得或者医院诊断的信息录入，还可以在人们的日常生活中随时随地产生。因此，未来的医疗大数据实际上是在人们对自身进行日常健康管理的过程中产生和集中起来的。

在此基础上，通过人工智能的算法，人们不仅可以对个人的健康状况进行精准化的把握，还可以通过大数据把握传染性和季节性疾病的发展状况，从而做出相应的应对措施。从某种程度上讲，这或许是人工智能与人类日常生活融合最为密切的一个领域，可以为人类提供高质量、智能化与日常化、个性化的医疗护理服务。

医疗大数据分析、数据可视化、人工智能等技术，可满足医疗机构的患者随访、慢性病健康管理、疾病延续护理管理等需求。同时，智能可穿戴设备的发展对远程健康监控起到了更大的作用。基于大数据及人工智能技术，可面向用户提供全生命周期电子健康档案、实时监控分析、健康评估、疾病风险预警、个体化管理方案等应用服务，提升医疗机构的健康管理服务水平，提升个人健康管理能力和就医体验。在公共卫生服务领域，可通过智能健康管理服务实现大众健康知识的普及提高，做好疾病预防和疾病保健。

因此，当前我国人工智能 + 健康医疗领域的应用，主要围绕院前管理、院中诊疗、院后康复、管理决策、药物研发 5 个方面展开，每个方面又可以细化出智能导诊、疾病风险管理、语音电子病历、影像辅助诊断、医疗机器人、医保智能监管、药物挖掘与临床试验等众多垂直领域的应用场景。

随着人工智能技术的不断落地，已有不少应用人工智能提高医疗服务水平的成功案例。人工智能已深入医疗健康领域的方方面面，包括智能诊疗、医学影像分析、医学数据治理、健康管理、精准医疗、新药研发等场景中都可以看到人工智能的身影。过去，医生以自己的医疗知识和临床经验为基础，根据病人的症状和检查结果判定病症及 病程。如今，人们将人工智能应用于医疗辅助诊断，让计算机"学习"专业的医疗知识、"记忆"海量历史病例、"识别"医学影像，构建智能诊疗系统，为医生提供一个"超级助手"，帮助医生完成诊断。IBM 开发的 Watson 是智能诊疗应用中的一个著名案例，Watson 可以在 17 秒内阅读 3469 本医学专著、248 000 篇论文、69 种治疗方案、61 540 次试验数据、106 000 份临床报告。2012 年，Watson 通过了美国职业医师资格考试，并部署在美国多家医院提供辅助诊疗的服务。目前，Watson 提供诊治服务的病种包括乳腺癌、肺癌、结肠癌、前列腺癌、膀胱癌、卵巢癌、子宫癌等多种癌症。

一、人工智能 + 辅助诊疗

AI 辅助诊断主要提供了导诊机器人、电子病历、虚拟助理等服务，利用机器学习 + 计算机视觉技术缓解病理专家稀缺、医生素质不高的现状，利用人工智能 + 大数据对患者进行系统化记录和健康管理，利用人工智能 + 机器人技术分担医院从医人数不足的压力。

1. 智能导诊机器人

医院高峰期人满为患，患者需要及时响应就医指导和分诊引导。导诊机器人可基于人脸识别、语音识别、远场识别等技术，通过人机交互，提供导诊、指路、医事咨询、知识普及等服务，在医院其需求呼声较高并且能够优化就医流程。

目前，智能导诊机器人主要用于院前就诊环节，可以通过一系列模拟医生的问诊流程后，结合机器人根据自身的智能传感器及前置平板摄像头获取患者的体温、心率、血氧、血压四大体征数据和脸色、舌苔、表情等图像数据，经过分析后给出一份预问诊报告，同时它还会为患者推荐合适的科室和医生，并将预问诊报告推送给相关医生。这一过程有效缓解了医院分诊台的分诊压力，缓解了患者盲目从医的现象，提供了医患交互的新方式，提高了医患沟通的效率。

2017 年 6 月，安徽省立医院投放了两台导医智能机器人"晓医"。如今，经过持续"学习"53 本医学教科书和相关数据，晓医目前可以支持 47 个科室的医生排班查询、618 个地点导航、607 个功能地点导航及 227 个地点的上班时间和 260 个常见问题的询问，回答问题的正确率由早期的 81.37% 提升到 90.81%，每天 12 ～ 13 点时段机器人交互达到最高峰，每周在周三、周四使用最多，最近一周单台机器人日均使用 1089 次。

2. 语音电子病历

传统电子病历系统难以满足病种数据专业化、病历输入简便化、病历数据结构化、基于病历的临床决策支持等需求。人工智能可利用自然语言处理技术使病历语言标准化、结构化、统一化，关联单一病种相关数据，利用语音识别和语音合成来处理大量文本录入工作，最终达到辅助临床决策的目的。

语音电子病历是软硬一体的解决方案，软件是以语音识别引擎为核心、以医疗知识库为基础的语音对话系统，语音识别引擎实现人机交互与文本的转换，包含各类疾病、症状、药品及其他医学术语的医疗知识库，能够帮助完成语音识别、病历纠错等功能。硬件是医用麦克风，通过医疗专用麦克风增强说话者语音，抑制环境噪声干扰等。通过语音电子病历将医生的主诉内容实时转化成文本，录入到医院相关的信息管理系统中。通过使用语音电子病历能够提高医生书写病历的效率，使医生能够将更多的时间和精力投入到与患者交流和疾病诊断之中。

语音电子病历进入门槛相对较低，在医院的使用不需要进行 CFDA 认证，且能大幅度提高效率，因此国内很多公司都看重了这个领域，最具代表性的公司有科大讯飞、云知声和中科汇能。这 3 家公司受益于医疗信息化政策，以及医院相对灵活的采购政策和预算，其产品在 2017 年均有一定的销售业绩。目前，产品在专科医院、病房查房、超声科检查等场景中应用效果较好，例如，在北大口腔医院这样的专科医院，在没有做任何推广的情况下，其使用率达 65%，年轻大夫的使用率在 80% ~ 90%。但是由于门诊医生习惯使用电子病历模板进行信息录入，同时门诊医生工作环境较为嘈杂、语言表达口语化等，导致语音识别过程中，出现多字、漏字等识别错误，使得在语音转录之后医生还要用一定时间进行校正修改，因此目前语音电子病历在门诊的使用效果不尽如人意。

未来还需要进一步研究语音识别的抗噪性、敏感性和稳定性，同时将语音识别融合到各个信息系统中，不断优化语音电子病历产品，让其在医院的更多科室、更多环节进行使用，提高医生工作效率，省时省力，把医生的时间还给患者。

二、人工智能 + 医学影像

目前，国内医学影像领域存在不少痛点亟待解决，其中一些痛点是人工智能可以着力发展的方向。

痛点一：医学影像领域专业医生缺口巨大。目前，我国医学影像数据的增长速度非常快，年增长率达到 30%。然而放射科医生的数量增长缓慢，年增长率仅为 4% 左右，两者增长率差距对比巨大。此外，我国大量缺乏病理医生（我国平均 7 万人 1 位病理医生，美国平均 2000 人 1 位病理医生）。而计算机的高效性与大数据容量使人工智能能够快速学习识别不同的病症图像，处理不同的图像种类，快速培养影像诊断能力。据卫生健康委统计显示，2013—2015 年，全国累计完成放射诊疗 12.4 亿人次。而"2017 中国医师协会放射医师年会"数据显示，全国放射从业人员约 15.8 万人，其中放射医师只有约 8 万人，具有副主任医师以上职称的只有 2 万人。以此推算，平均每一位影像科医师每年需要处理 5100 多人次的报告，以每一例报告最少需要两个医师阅片和报告估算，每位放射医师全年的诊疗人次约为 12 000 人次，而 2 万名副高以上职称的影像科医师由于有审核工作，诊疗人次将会更多。

痛点二：医学影像误诊、漏诊率偏高。我国医学专业人员数量的不足及繁重的工作都是导致误诊、漏诊率偏高的原因。医学专业人员缺口情况上文已述，此外繁重的工作也进一步加剧了医学专业人员工作的出错率。以肺结节检测为例，一家三甲医院平均每天接待 200 名肺结节筛查患者，每位患者平均产生 200 ~ 300 张 CT 影像，即放射科医生平均每天需要阅读的 CT 影像为 4 万~ 6 万张。如此沉重的工作负担使得医生易于疲劳，因此误诊、漏诊率上升。根据中国医学会的一份误诊数据资料显示，中国临床医疗总误诊率为 27.8%，其中恶性肿瘤平均误诊率为 40%，器官异位误诊率为 60%，如胰腺癌、白血病、鼻咽癌等，肝结核、胃结核等肺外结核的平均误诊率也在 40% 以上，这些误诊主要发生在基层医疗机构。人工智能客观学习大量数据，进行 24 小时无疲劳诊断，能够显著降低误诊率。

痛点三：医学影像诊断速度有限。影像科医生读片速度有限，并且放疗科医生靶区勾画（一次勾画通常有 200 ~ 450 张 CT 片）速度有限，耗费时间较长。以 CT 图像为例，每个肿瘤病人的 CT 图像约为 200 张，医生在勾画的时候，需要对每张图片上的器官、肿瘤位置进行标注，这个过程如果按照传统的方法要耗费医生 3 ~ 5 小时的时间。找到肿瘤位置后，医生还需要根据肿瘤的大小、形状等设计放射方案，因此医学影像诊断速度极为受限。相比于传统模式，人工智能可以大批量快速地处理图像数据。只要计算能力充足，人工智能便可以一次性处理大量图像数据（图 4-6）。

人工阅片	比较内容	人工智能阅片
医生逐张查看，凭借经验进行判断	阅片方式	机器完成初步筛选、判断，交由医生完成最后判断
长，医生查看一套PET影像需要10分钟以上的时间	阅片时间	短，人工智能能够快速完成初筛
个体差异较大，阅片依靠个人经验，且长时间阅片易疲劳影响准确率	准确率	一张图片医生会根据经验挑重点区域观察，而机器可以完整地观察整张切片
主观性无法避免	客观性	较为客观
知识遗忘	记忆力	无遗忘
较少信息输入即可快速建模	建模条件	建模需要更多的信息输入
信息利用度低	信息利用度	信息利用度高
重复性低	重复性	重复性高
定量分析难度高	定量分析难度	定量分析难度低
知识经验传承困难	经验传承	知识经验传承高
耗时、成本高	成本	省时、成本低

图 4-6　人工阅片与人工智能阅片对比

在国内，人工智能在医疗领域应用最广的场景就是 AI 医学影像，这是由以下几个优势决定的。

优势一：医疗影像数据庞大。首先，图像识别本身的算法门槛较低且研究充分，在其他领域都有所运用，可以较为方便地迁移到医疗影像的处理上。其次，超过 90% 的医疗数据来自于医学影像，这些图片数据结构简单，便于用作机器学习的素材，具有深度挖掘与研究的价值。根据 IDC Digital 的预测，截至 2020年，医疗数据量将达到 40 万亿 GB，是 2010 年的 30 倍，2015—2020 年复合增长率为 35.99%。

优势二：算力算法大数据快速迭代，智能图像诊断算法相对成熟。医学影像数据以图像为主，因此基于深度学习的图像识别技术能很好地发挥作用。在数据量和计算量的驱动下，卷积神经网络（CNN）和深度神经网络（DNN）等深度学习算法在图像识别上发生了质的飞跃，遥遥领先于传统的图像识别方法。

优势三：国家政策大力支持。2013—2017 年，政府各部门出台多项政策，不断加大对国产医学影像设备、第三方独立医学影像诊断中心、远程医疗等领域的支持力度。2016 年年末，国务院印发了《"十三五"国家战略性新兴产业发展规划》，其中多次提及医疗影像，指出要"发展高品质医学影像设备""支持企业、医疗机构、研究机构等联合建设第三方影像中心"。2017 年 1 月，发展改革委把医学影像设备及服务列入《战略性新兴产品重点产品和服务指导目录》。2017 年 11 月 15 日，科技部在北京举行"新一代人工智能发展规划暨重大科技项目启动会"，公布了首批国家新一代人工智能开放创新平台名单，腾讯公司自建的"腾讯觅影"入选成为医疗影像国家新一代人工智能开放创新平台。

优势四：资本大量入场。2017 年，医疗人工智能行业对外公布的融资事件一共有 27 件，如果算上几家没有公布消息的公司，2017 年该领域融资总额超过 17 亿元。这些企业中，推想科技、深睿医疗、图玛深维一年内获得两次融资，而且最新一轮融资金额都超过了 1 亿元，极大地推动了 AI 医学影像行业的发展。

目前，人工智能＋医学影像的应用场景是最贴近医疗核心的，主要包括影像识别、靶区勾画、脏器三维成像等。利用人工智能排除干扰项，将信息更好地呈现给医生，减轻工作量，提升效率和准确度。

在智能影像识别方面，当前人工智能利用 CT 图像等放射影像，在肺结节识别方面的技术相对来说比较成熟，第一步使用图像分割算法对肺部扫描序列进行处理，生成肺部区域图；第二步根据肺部区域图生成肺部图像；第三步利用肺部分割生成的肺部区域图像，加上结节标注信息生成结节区域图像，训练基于卷积神经网络的肺结节分割器；第四步对图像做肺结节分割，得到疑似肺结节区域；第五步使用 3D 卷积神经网络对肺结节进行分类，得到真正肺结节的位置和置信度。在蛋壳研究院搜集的 20 家国内人工智能医学影像公司中，开展肺癌诊断业务的有 12 家，占比在 60%。目前，人工智能产品对于肺结节的识别检出准确率在 90% 左右，高于医生平均水平。

在靶区勾画方面，放疗是肿瘤三大治疗方式中最为主流的治疗方式，相对于诊断，治疗更切入医疗的核心。在临床中，每个肿瘤病人的 CT 图像在 200 张左右，靶区勾画与治疗方案设计耗费医生 3 ～ 5 小时，有时由于靶区勾画的不准确或肿瘤的变化，需要重新勾画，因此占用了肿瘤医生大量时间，而这其中包含了大量的重复工作，可以利用人工智能来做这些事情以节约医生的时间。第一步根据具体癌症类型自动生成诸如 CT 的检查项目；第二步根据 CT 图，利用图像识别技术和 AI 技术自动勾画相应靶区；第三步自动生成具体的放射性照射方案或者手术方案，再交由医生做最终确认；第四步为了做好质量控制，全流程跟踪上述及之后的治疗和检查结果。通过这种方式，可使医生工作效率提高 90% 以上。目前，此技术在乳腺癌、鼻咽癌、肺癌、肝癌等癌种上相对成熟，自动勾画的靶区与医生人手勾画的重合度在 85% 以上。

在脏器三维成像方面，脏器三维成像是人工智能以核磁共振、CT 等医学影像数据为基础，通过手势和语音指令对各类个性化人体器官三维解剖及各组织、病灶从各种不同角度，进行与临床实际需要相符的亲历其境的操作。更重要的是其对三维体积、距离、角度、血管管径可进行实时交互的定量分析，从而可进行术前全定量三维精准评估、虚拟手术模拟及手术风险评估，进而提高外科医生的手术精确度，减小手术创面，使外科手术更快速、更精确、更安全。目前，此技术可以覆盖肝脏、胆胰、肺、肾脏等胸腹部软组织器官的重大病种。

目前，人工智能 + 医学影像在上述 3 个方面均有所突破，但基本上都是基于单病种的，而现实中的医学影像大概涉及 2000 多个病种，不同病种、不同成像设备之间都存在较大差异，因此人工智能 + 医学影像的发展处于早期阶段。

三、人工智能 + 医学数据治理

数据治理是医学人工智能应用的基础。数据治理包括四大要素：数据集成、数据结构化与标准化、数据再（重）采集、数据质量控制。

为什么要做数据治理？实际上是希望把医学知识图谱与数据质量结合起来，如果缺少医学知识图谱的支持，大量隐含的事实性信息将被丢失。在医学知识图谱与术语标准化方面，主要的术语和关联包括：诊断和疾病的关联、超声影像库与疾病库的关联、实验室检查库与疾病库的关联、药物库与疾病库的关联、NGCI 临床实践指南主题词与各术语库的关联。目前，关联累计达 200 多万，能实现基于规则和知识库的基本逻辑推断、相关信息关联。

有了高质量的数据和比较好的知识图谱，机器学习和应用就相对简单了。机器学习实际上是数学算法的计算机化处理。

总体来看，做医学自然语言处理的目的，是将原始医学文本中的关键临床信息提取出来，将各关键信息间的语义关联关系全部提取，对不规范用法、错误用法进行自动纠正、自动标准化。

数据驱动临床效能提升

数据驱动的医院精细化管理包括三大内容：一是医院精益管理；二是临床质量监控；三是临床辅助决策。本书谈的临床效能提升是指后两项内容的应用。将临床业务典型场景分为 3 个阶段：第一阶段是预诊，主要是信息收集；第二阶段是诊断、治疗，包括疾病诊断、病情评估、有针对性的治疗方案等；第三阶段是治疗后，主要是随访管理。这是一个完整的链条。

我们把持续医疗质量提升（CQI）分为 3 个等级：第一等级是知识分享，包括指南、最新文献等；第二等级是围绕疾病和病种做一些规则化、知识化内容，如规则提醒，并场景化地植入医生日常工作的电子病历系统中，作为知识支持；第三等级是森亿智能在重金打造的一个内容，它可能超出了单个医生或单个专科的认知，依靠传统的指南或规则很难有效地解决问题，需要大量的数据驱动、算法驱动。采用人工智能洞察数据，是指在高质量数据的基础上，实现 AI 算法、自动建模及可视化，使整个体系能够实现实时、自动化运行，这样整个效率就能提升上来。很多医院都在做临床路径，为什么有的医院感觉有用，有的感觉没用呢？因为临床路径有严格的入组标准，很多患者不能入组，这就应该借助数据和算法，做个性化、智能化的临床路径，使之能够指导诊疗行为，然后通过临床质量测量、比对，把整个临床的变异消除掉，这样效率自然就会提高。

以静脉栓塞（VTE）为例，VTE 是国内第三个最常见的心血管疾病，位列缺血性心脏病和脑卒中之后，号称"沉默的杀手"，一旦发生，将给病人及家属带来巨大的灾难。其特点是：高发病率、高死亡率、高误诊漏诊率。如何实现防治管一体化？以往大多是护士打分，手工填写 Caprini 血栓风险评估量表（简称 Caprini 量表）；现在可以依托 AI 技术实现自动量表评分，可大幅提升效率和效果。这看起来很简单，背后需要复杂的技术支持：首先，要做自然语言处理，要从既往病史、检查报告、病理报告里面将有用信息识别出来；其次，识别出来之后要做归一化处理；最后，要有一定的逻辑推理，建立风险分析模型。这样做的目标是期望实现基于 AI 的 VTE 监控管理，通过建立智能化的血栓风险预测模型和智能化的血栓辅助诊疗模型，实现连续性、高灵敏度测量，覆盖就诊全周期，自动化监测、实时预警，实现全院跨科室的 VTE 高危监控。

如果只是提高效率，那么发挥的作用会比较有限，更重要的是提高效果，有效预警风险。要通过建模，识别更复杂的风险因素，不只是量表覆盖的因素，还要做实时监测。为了方便临床理解，我们把模型和算法转换为临床可理解的发病风险概率模型。当模型和 Caprini 量表检出率一致时，模型的特异度和阳性预测值明显提高。经过一段时间的训练模型逐渐成熟，临床有可能不再依赖于 Caprini 量表了，因为基于 AI 的 VTE 模型可以更好地帮助识别，效率和效果都有大幅提高，可以更有效地预测和防范血栓风险。

从集成平台、数据治理平台，到临床研究平台、精准医疗平台，实际上都是构建大的数据中心，支持临床、管理和科研，其核心只有一个：通过对资源的调度，提高运营效率，最大限度地提升临床效能。从医疗数据到医学循证，再到临床实践，通过构建学习型医疗系统，加速医学循证转化落地，最终实现最优化每一个医疗决策。

四、人工智能 + 健康管理

人们慢性病的管理行为通常在院外发生，通过智能终端、数据管理系统、移动医疗设备和医疗健康应用软件，实现多项检测数据的网络接入，同时对患者的行为习惯、用药记录进行智能的监护和跟踪。通过数据监控，可以了解患者当前的体征状况，以及是否遵医嘱按时吃药。慢性病管理类型的医疗大数据企业，其数据可能来自于临床医疗机构，也可能来自于患者所使用的智能设备。根据患者的当前体征数据、行为数据，结合慢性病大数据，为患者提供定制化用药及治疗方案。通过对慢性病患者的院外管理，可以延长他们的生命，减少并发症。此外，通过数据的分析还可以实现对健康人群的管理，借助物联网、智能医疗器械、智能穿戴设备，实时收集居民的健康大数据，通过对体征数据的监控，实现健康管理。

目前，国内健康管理领域存在不少痛点，其中一些痛点是人工智能可以着力发展的方向。

痛点一：传统健康管理中的智能穿戴设备没有解决数据关联性。可穿戴设备仅仅停留在数据提取、采集和趋势分析上，数据之间的关联性未能实现为用户提供健康画像并改善健康。这种情况下，健康管理仅仅起到了反馈和预测身体健康情况的作用，而没有起到提供健康解决方案的效果。应用人工智能对海量健康数据进行读取分析，对医疗病历数据进行学习，此时的健康管理平台就如一个虚拟医生根据用户的健康数据向用户提供健康解决方案。

痛点二：从事健康管理领域的人员自身不够专业。当前健康管理人才绝大部分都是非医学背景，大多只是为了"营销性"的健康管理工作而考取相关证书，含金量不高，很少能够独立地为客户制定一份解决问题的方案。人工智能开发的健康管理设备、平台等拥有专业性强、完整程度高的知识图谱，能够提供准确度高、专业性强的用户健康解决方案。

发展优势有以下几个方面。

优势一：大数据成为最重要的突破口。海量大数据是人工智能发展的必要先决条件，在医疗健康管理领域尤其突出。通过智能设备、体检中心等平台收集的用户健康数据，结合强大的计算能力对用户日常的健康行为进行检测管理，达到健康监控对疾病的提前预测的目的。

优势二：人工智能可实现精准健康管理。从技术驱动的角度看，人工智能能通过高效的计算和精准的决策分析，使个性化健康管理成为可能，推动健康管理的精准化，甚至未来营养师和运动专家可以基于人工智能系统生成精准健康干预方案并探究数据背后的学科逻辑。

从目前的整体发展情况来看，依托大数据和算法技术，人工智能在健康管理领域的发展主要集中在以下 6 个方面。

第一，大数据与流感预测。早在 2008 年，谷歌就已经推出了流感预测的服务，通过检测用户在谷歌上的搜索内容就可以有效地追踪流感爆发的迹象。例如，"头痛发烧""恶心""打喷嚏"等关键词的搜索次数在某一区域内日常约为每日 20 万次，当某一时间段这些关键词的搜索次数急剧上升到 60 万～80 万时，谷歌服务器就会判断必须对疫情进行预判和警戒。谷歌还会通过分析用户的电子邮件，并将用户的搜索情况与之关联，从而更加精确地研判出这类疫情的发生。此外，谷歌基线研究项目（Google baseline study）希望建立一个庞大的人类健康数据库，找出完全健康的人类基因模型。根据这个数据库，只要发现用户的健康数据与模型有出入，谷歌就会提醒用户可能出现的健康问题，使其进行预防。

谷歌健康（Google Fit）平台开发了一系列可穿戴设备，包括衣服、鞋子、手环、眼镜等。这些产品都在不断收集海量的生物统计数据并与谷歌基线研究结合起来，以提供更加强大的应用。不难看出，结合大数据和互联网技术，我们可以对某些传染性疾病进行较为及时、准确的监控和预防，并在建立一些数据库、智能分析模型后，使得这些活动更为便捷和迅速。

第二，机器学习与血糖管理。2015 年 11 月，杂志发表的一篇文章阐释了机器学习应用于营养学的积极意义。该研究团队首先对 800 名志愿者进行标准化饮食试验，采集了他们的血样、粪便，收集了血糖、肠道菌群等多项数据，并使用调查问卷等形式收集饮食、锻炼及睡眠数据。研究者发现，即便食用同样的食物，不同的人依然会产生具有相当大差异的反应。因此，以往通过直观经验而得出的一般性的饮食摄入建议，往往都是不能与每个人完美匹配的。

接着，研究者开发了一套"机器学习"算法，通过分析学习人们的肠道菌群特征与餐后血糖水平之间的关联，从而尝试对标准化食品进行血糖影响预测。经过800名志愿者的数据"训练"之后，这套机器学习算法所建立起的预测模型，在新的一批志愿者身上得到了有效验证。此后，研究团队进一步验证了机器学习能否进行健康饮食指导。他们对新的一组志愿者进行分组，使其分别采用机器学习算法给出的膳食建议，以及医生与营养专家的建议。其中膳食建议也分为了一周的"健康饮食"与一周的"不健康饮食"两种。

通过细致比较，他们发现机器学习算法给出了更精准的营养学建议，能够更好地控制餐后血糖水平，传统的专家建议则稍逊一筹。不难看出，机器学习的作用在这一研究中得到了充分的体现，在精准营养学上，人工智能可以帮助用户进行精确的辅助分析，从而使用户做出更为合适的选择。

第三，数据库技术与健康要素监测。位于都柏林的 Nuritas 生物科技公司是一家将人工智能与分子生物学相结合的初创公司，该公司通过建立食品数据库来识别肽（食品类产品中的某些分子）是否可以作为食物的补充或新的成分。通过机器学习的运用，Nuritas 可以为食品制造企业提供数据挖掘服务，还计划未来推出面向消费者的个性化营养方案制定产品。

在中国，人工智能生物科技初创公司碳云智能（iCarbonX）也在从事相关的研发。该公司试图建立一个健康大数据平台，该平台最终可以利用人工智能技术对这些数据加以处理，帮助人们进行健康管理。不难看出，无论是食品数据库还是健康大数据平台，都旨在通过大数据与人工智能技术来对人体的健康要素进行监测、记录，并通过对这些记录和数据的分析得出更加准确和有效的健康管理计划。

第四，健康管理与生活品质提升。随着人们生活水平的不断提升，对于自身健康的严格管理将成为很多人的日常诉求。如果能够收集到每个人的各方面的健康数据，以这些数据为基础，通过人工智能的算法，对健康的日常管理就有可能轻松实现。相当一批科技公司正在从事相关的研究。美国的 Welltok 公司就是其中的一家。

该公司的核心产品是 Café Well 健康管理优化平台（Café Well Health Optimization Platform）。该产品的一个核心理念是，医疗健康服务并不是只有病人才需要，普通人也需要时刻关注和维护自身的健康。通过技术开发和服务拓展，Café Well 平台可以协助医疗保险商和人口健康管理者引导并激励用户改善健康，并且可以针对个人提供精确的健康服务。

IBM 公司也投资了 Welltok，并将其开发的 Watson 平台融入 Café Well，借助 Watson 的人工智能认知能力来理解复杂的人类语言，对海量数据进行快速的运算，从而为用户提供健康管理、慢性病恢复和健康食谱等方面的指导。

当然，与 Café Well 类似的其他技术平台和服务也在投入开发应用，如前所述，这种趋势源自人们对自身健康的更高需求在医疗服务之外也需要健康服务作为补充。

第五，人脸识别与情绪分析。位于圣地亚哥的初创企业 Emotient 致力于通过面部表情分析来判定人的情绪。Emotient 起源于加利福尼亚大学的"机器感知实验室"（machine perception lab），其最终目的是打造一套"无所不在"的人类情感分析系统。Emotient 利用摄像头来捕捉、记录面部肌肉运动，并利用其人工智能计算模型来分析面部表情，可以在数秒内解读出面部表情所代表的意义。这种技术的应用领域其实很广泛，当其被用于医疗领域，可以借以判断病人的感受。目前，Emotient 已经能够辨别出喜悦、悲伤、愤怒、惊讶等基础表情，还能够分析出一些更细微和复杂的表情，如焦虑及沮丧。2016 年 1 月，苹果公司宣布收购了这家人工智能技术公司，这在某种程度上也说明了这项技术的发展潜力。

第六，医学分析与人类寿命的预测。人们对健康的重视，实际上就是为了追求更长且更有品质的寿命。如果能够对于自身的寿命有准确的预期，人们或许能够更好地对待自身的生活。当然，这也可能导致一些消极的后果。但是，对于医生而言，如果能够把握病人的寿命预期，便可以更好地确定相应的治疗方案。目前，澳大利亚的科学家已经开始利用人工智能分析医学影像来预测人的健康状况和寿命。他们使用机器学习算法分析了资料库中 48 名 60 岁以上成人胸部的 CT 扫描图像。

通过分析这些图像数据，人工智能的算法预测了这些志愿者在 5 年内死亡的概率。通过与实际情况进行对比，这一算法预测的准确率接近 70%，与医学专家的预测准确率相当。当然，目前由于研究样本较少，人工智能算法预测的准确率还没有超过人类专家。但是，人工智能的发展依赖于数据样本的扩大，如果增加所分析的患者数量和诊断的部位数，就可以获得更精确的预测率，从而帮助医生尽早诊断并进行治疗。

案例：离退休老干部健康管理系统

1. 离退休老干部看护管理需求

为更好地对离退休老干部的身体健康情况进行管理，保障健康养老期间的安全，要进一步加强应对离退休老干部夜间睡眠期间身体健康突发事件的处置能力，对可能发生的各类情况采取有效措施，做到长期管理、快速反应、及时应对。

①高精确的数据监测：长期监测离退休老干部体征数据，实时进行健康数据分析，分阶段解析健康状况。

②异常状况预警功能：对身体数据变化趋势、长期睡眠不足等情况，提前预警。

③常见疾病筛查：监测体征数据异常可反映多种疾病，通过筛查，及时发现，提早应对。

④实时告警功能：针对离退休老干部夜间睡眠期间离床时间过长、次数过多、数据异常等情况，及时告警，提高救助效率。

2.离退休老干部看护管理新模式

坚持预防为主和"不治已病治未病"的方针，将医疗诊治、健康管理服务等与 IT 信息技术融合，打造一个有针对性的健康管理服务平台，为离退休老干部提供全生命周期的健康管理服务。离退休老干部健康管理服务的核心是对个人的各种健康危险因素进行全面监测、分析、评估、预测并进行计划、预防、干预及持续跟踪，利用现有的医疗卫生资源来满足离退休老干部健康需求以达到最好的健康管理效果。

通过部署某品牌人体振动体征监测仪，实现在职干部及离退休老干部的日常睡眠体征数据监测；保健医生应用全科医生随诊包为离退休老干部上门随访；将该品牌人体振动体征监测仪日常监测的数据、上门随访的数据再与干部医疗定点医院的诊疗数据整合在一起，成为离退休老干部完善的电子健康档案，达到促进健康、延缓慢性病进程、减少并发症、降低伤残率、延长寿命、提高生活质量，降低医药费用的目的。同时分析电子健康档案，为需要运动干预的离退休老干部提供该品牌人体振动体征监测仪，监测夜间睡眠期间的心率、呼吸、体动等状况，有效促进离退休老干部改变生活方式从而改善健康状况。

本系统基于健康云信息技术和物联网技术，面向离退休老干部、干休所、看护系统、医疗机构，提供离退休老干部的信息采集、健康档案维护和查询、健康管理及应急救护等服务（图 4-7）。

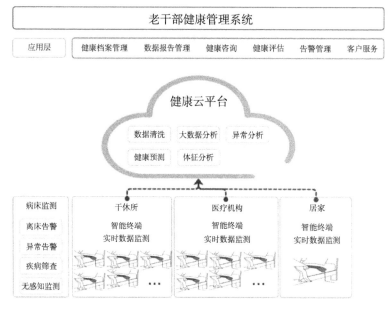

图 4-7　老干部健康管理系统

3.具体内容

（1）某品牌人体振动体征监测仪

为了夜间睡眠期间实时监控离退休老干部生命体征，采用非接触、非穿戴、无拘束的传感器，在客户长时间处于相对静止状态下能够实时向急救和监控中心发出报警信号，便于及时发现以下类型疾病（表 4-2）。

表 4-2　某品牌人体振动体征监测仪检测项目

系统疾病	疾名称病	某品牌可监测到的相关症状
精神类疾病	慢性失眠	睡眠质量较差或很差
神经类疾病	不安腿综合征 RLS	夜间卧床时症状变得强烈且在后半夜达高峰。多数患者伴发睡眠中周期性肢体动作 PMS。我国患病率在 1.2% ~ 5%
	癫痫	肌阵挛发作，清晨欲觉醒或刚入睡时发作较频繁
代谢疾病	糖尿病	夜间多尿，离床次数增多
	水、电、酸碱失衡	可出现相应的呼吸异常

续表

系统疾病	疾病名称	某品牌可监测到的相关症状
内分泌疾病	甲亢	心动过速、心律失常
	甲减	心动过缓，常为窦性
血液病	缺铁性贫血	早期有呼吸困难、心悸、心率加快。长期贫血有心律失常
泌尿系疾病	尿毒症	贫血、呼吸改变、心衰等症状；呼吸系统酸中毒症状，呼吸深长
心血管系统疾病	心律失常	可筛查房颤
	心衰	咳嗽气喘、心悸胸闷
	心绞痛发作	心率增快，出现第四或第三心音
	心肌梗死塞发作	起病前1~2天或1~2周有心绞痛加重等前驱症状。发作前和发作时有心律失常
	心脏瓣膜病	二尖瓣、主动脉瓣、三尖瓣和肺动脉瓣的病变会出现心音异常、呼吸改变
	心肌炎	心悸、胸闷、心搏异常
呼吸系统疾病	睡眠呼吸暂停综合征SAS	连续7小时睡眠中发生30次以上呼吸暂停，每次气流终止≥10秒，或呼吸紊乱指数超过5次
	阻塞性呼吸暂停	成人每晚7小时的睡眠期间，口、鼻气流停止流通≥10秒，>30次
	慢性阻塞性肺疾病（慢阻肺COPD)	出现咳音、啰音或哮鸣音。心音遥远，呼吸音减弱
	哮喘	呼吸音改变，心率加快
	呼吸衰竭	呼吸困难，表现为呼吸频率、节律和幅度的改变
	肺炎	心率增快，有时心律不齐
	肺结核	咳嗽。呼吸音减低
	肺癌	早期症状为咳嗽。肿瘤增大时有呼吸困难

可进行生命体征监测阈值设定，例如在多长时间下无振动启动报警，或剧烈体动时告警等；有较高的灵敏度可以感知老人比较微弱的活动；有完整的管理终端可以单独设定老人使用设备的灵敏度和发出报警信号的时间间隔等参数，

实现个性化管理。

（2）室内看护系统

看护系统能够实时掌握老人在床、离床状态，当老人长时间在床或离床时，可及时发出预警信息。高效、准确、丰富的智能化信息管理，可显著提升护理质量，为老人的安全提供全面保障，该系统也能够很好地减轻子女的照护负担。

（3）健康管理服务系统

基于数字化健康管理服务平台为离退休老干部提供数字化健康管理服务，主要包含：心搏监测及分析、呼吸监测及分析、体动监测及分析、睡眠监测及分析、压力监测及分析。

1）健康看护

某公司打造了"智能设备＋医生服务＋亲情关怀"的离退休老干部健康管理服务模式。简单智能的监测设备可满足不同年龄段的慢性病患者的使用需求。融入亲情关怀的元素，增进患者和家人的感情，也可降低医生的服务成本，有效提高离退休老干部的依存性和控制率。

2）智能健康服务

智能健康服务系统包括智能专家模块和人体振动体征监测系统服务模块两部分。

①智能专家模块。智能专家系统是一类具有专门知识和经验的计算机智能程序系统。通过人工智能的手段，将众多人类专家的知识和经验联合起来，经过计算机的建模、知识推理等技术处理，模拟成真实的健康专家，为离退休老干部提供智能的健康管理。通过健康状况评估，给出健康报警，同时提出专业的健康促进方案，并通过精准的健康知识推送，提高离退休老干部的健康意识和自我管理能力。

②人体振动体征监测系统服务模块。人体振动体征监测系统是基于物联网技术的软硬件一体化的智能健康设备系统，是面向卫生服务机构，用于健康检测、健康信息查询、远程医疗协助、相关信息录入等功能的健康关爱系统，帮助保

健医生对离退休老干部健康状况进行日常睡眠监测、慢性病管理、健康体检等功能，实现对离退休老干部健康数据的实时管理。

3）移动健康综合查询

移动健康综合查询模块面向离退休老干部健康的统筹管理者，通过移动终端设备提供健康监控图、心率分析、呼吸分析、异常分析、移动健康监护设备使用日报、周报、月报等服务。

移动健康综合查询能够满足管理者对离退休老干部健康信息总体情况的快速获得、安全保存和利用。符合未来政府管理部门对办公无纸化管理的需求，能够实现现代移动计算环境下的全新保健管理办公模式：具有信息管理方便、安全、快捷的特点，并可以和健康管理平台、健康门户网站系统紧密结合在一起，实现信息的及时更新和交换。

4）健康管理服务工程服务列表

依托部署的某品牌人体振动体征监测系统和人体振动体征监测仪等，可为离退休老干部、护理医务人员及干休所提供完善的健康管理与服务（表4-3至表4-5）。

表4-3　为离退休老干部提供的服务

服务项目	服务内容	实现方式及备注
基础健康指标信息采集	基础生理指标采集：身高、体重、年龄	可在 APP 上手工录入
	心率、呼吸、体动、睡眠、压力	监测仪采集
健康状况评估及监护预警	健康生理指标评估：健康／亚健康／慢性病	登录 APP 进行评估
	异常生理指标报警提示：使用某品牌人体振动体征监测仪监测后如有异常则产生报警提示	离退休老干部及其亲属可收到报警提示，责任医生可在网站／APP 看到异常报警信息
健康指导及干预	健康知识与问题咨询服务：健康顾问解答有关健康的问题	用户可通过网络向健康顾问咨询健康问题
	健康知识推送：根据各项生理指标，推送健康知识（营养、食材、运动、疾病防范等）	通过微信公众号、APP 推送健康知识

续表

服务项目	服务内容	实现方式及备注
健康记录	建立全面的有针对性的健康记录	以上健康信息可统称为健康记录
其他	健康互动服务：健康日记、健康保健论坛交流、好友管理等	在网站上可以使用

表 4-4 为护理医生提供的服务

服务项目	服务内容	实现方式及备注
离退休老干部健康信息查询	医生可查询所负责离退休老干部的健康信息	APP/Web 登陆可以查看所有健康信息及日常睡眠监测到的信息
健康早筛	可筛查负责离退休老干部中的慢病人员及其相关指标等	APP/Web 登录查看
异常报警	异常数据报警提示：使用某品牌人体振动体征监测仪采集数据后如有异常则产生报警提示	离退休老干部可收到报警提示，医生可在 APP/Web 查看到异常报警信息
远程健康指导	专家对保健医生工作进行远程协助	语音、视频指导

表 4-5 为健康管理部门（主管部门）提供的服务

服务项目	服务内容	实现方式及备注
离退休老干部群体健康趋势分析及展现	离退休老干部群体的心律、平均心率、呼吸节律、呼吸频率、睡眠质量等指标变化趋势分析及图表展现	通过平台查看
健康关爱活动	根据离退休老干部健康情况，结合当地气候、环境及社会热点问题，有针对性地为离退休老干部提供健康关爱服务及举办健康关爱活动	

　　某品牌人体振动体征监测仪集成了 10 多年临床研究成果，能够提供心脏、呼吸、睡眠、压力等功能的实时监测，还可以实现个人健康的主动预防和疾病早期筛查。该产品安装应用简便，只需要将它铺设在床褥或床垫下，连接互联网，就可以通过手机 APP 实现健康监测和统计分析，并且可以享受到健康顾问咨询服务。该产品满足非接触、无拘束的使用条件，精度高、测量准，其先进

的人工智能处理技术和预警功能，对比当前市场上种类繁多的可穿戴健康产品，具有更好的健康服务优势。该产品特别适用于干休所和家庭，护理人员、亲属、子女都可以通过手机互相关注健康情况，做到及时提醒和互相关怀。针对居家养老的老人，实现家庭医生远程监测可以对老人离床过久等情况进行及时预警，方便照护人员及时干预。

五、人工智能 + 精准医疗

精准医疗又叫个性化医疗，是指以个人基因组信息为基础，结合蛋白质组、代谢组等相关内环境信息，为病人量身设计出最佳治疗方案，以期达到治疗效果最大化和副作用最小化的一门定制医疗模式。精准医疗的实质包括两个方面，即精准诊断和精准治疗。精准诊断旨在使医生可以早期预测疾病的发生、可能的发展方向和疾病可能的结局。精准诊断完成后，就是精准靶向治疗，即通过血液、其他液体或细胞对 DNA 进行检测的技术。

技术的进步推进了疾病的精准诊断与治疗，听诊器、X 光机、CT 机、B 超机、心电图、血液检测等种种技术的发明及人类对疾病机制的不断研究让疾病的诊断逐步趋向于精准，不少疾病如高血压、糖尿病、乳腺癌、肺癌已经能基于血液生化等指标或者病理图像来做出精准的诊断，但仍有许多疾病的诊断做不到精准。

美国哈佛大学商学院教授克莱顿·克里斯坦森在《创新者的处方》一书里按照疾病可精准诊断与治疗的程度进行过分类，从分类表里我们可以发现许多疾病如骨质疏松、红斑狼疮、抑郁症、阿尔茨海默病、多发性硬化症等都还属于直觉医疗的阶段，需要依赖医生基于症状与人群特征进行诊断，医生的教育背景、相关的人力资源供给及他们对前沿医学的跟进程度在很大程度上影响了他们对于疾病的诊断水平。

此外，基因技术的快速发展也推动了疾病的精准诊断，基因测序技术价格的不断降低促使其商业化成为可能，典型的例子如无创产前基因检测（NIPT）通过基因测序技术来筛查母体内有无唐氏综合征的胎儿。

与诊断的日趋精准相比，治疗的精准水平要差至少一个档，精准诊断更多受医疗器械技术发展的驱动，而精准治疗的主要驱动力来自基因技术的发展。1985 年，科学家发现第二型人类表皮生长因子（HER2）在 20% ～ 25% 的乳腺癌患者中会出现过度表达，进而发现了药品曲妥珠单抗（赫赛汀）。曲妥珠单抗对 HER2 基因检测呈阳性的患者药效十分显著，使此类乳腺癌患者的存活率大大提高。赫赛汀是人类发明的第一个肿瘤分子靶向药物，此后此类产品不断涌现。

据不完全统计，截至 2017 年年底，美国食品药品监督管理局（FDA）批准的靶向药物已经超过 50 种，其中比较著名的药品有以 TNF-α 为靶点的阿达木单抗（全球药品销售之王修美乐），以 CD20 为靶点的利妥昔单抗（美罗华），以 EGFR 为靶点的吉非替尼（易瑞沙），以 EGFR T790M 突变为靶点的甲磺酸奥希替尼（泰瑞沙）等。

分子靶向药物之前主要集中在肿瘤领域，随着研究的深入，一些慢性病领域也开始出现基因诊断精准用药技术。在知名抗血小板凝集药物氯吡格雷的使用上，CYP2C19 基因检测正变得愈发关键，针对不同 CYP2C19 基因突变的患者有不同的用药推荐。数据显示：大约 42.4% 的中国人属于快代谢类型 CYP2C19 基因突变，服用正常剂量氯吡格雷即可；43.4% 的人属于中等代谢类型突变，需要增加剂量；14.2% 的人则属于慢代谢类型突变，需要考虑换药。其他如他汀类药物精准用药、华法林精准用药等都有类似的基因诊断技术出现。

基因技术不仅可以被用在疾病的诊断与治疗上，还能更加直接地用在精准药物研发上。有数据显示，新药研发的平均周期已超过 12 年，平摊上失败药物的投入，平均每个创新药物的研发成本已高达 26 亿美元。基因技术特别是肿瘤基因诊断技术的发展让新药研发的效率得以提升，结合基因数据及诊疗大数据发掘其中新的有效靶点，识别生物标志物提高临床试验的效率等让新药的研发过程变得更加精准。

人类对致病机制及对治疗方案不断探索的过程就是从直觉性医疗向经验性医疗终至精准性医疗不断发展的过程，从神农尝百草发现有效治疗药物到双盲临床试验到分子靶向药物正是这种发展过程的体现。医药研发直接作用于人体，由此带来的伦理问题等注定这个发展的过程很难如互联网迭代般风驰电掣，却是人类医疗事业发展必然前往的方向。

人工智能是精准医疗发展的加速器，深度学习技术驱动的新一轮发展的人工智能技术在医疗的各个环节都开始发挥作用。尽管时有争议，人工智能到底应该是人类医生的助手还是会取代医生，但人工智能在医疗领域的应用已经开始普及。在一、二线城市的大医院里，没有几套人工智能系统已经是很罕见的事情。

（1）人工智能加速精准诊断

尽管医疗器械技术的发展让诊断变得更为精准，但器械的使用及诊断报告的解读与分析还是主要靠医生。以眼底疾病诊断为例，用免散瞳眼底照相机拍出来的眼底片到底反映了什么样的疾病情况？是糖尿病性视网膜病变，还是年龄性黄斑病变，抑或是青光眼、白内障疾病？诊断的最后一步还是需要医生的参与。

然而，医生的培养需要年限，不同年资、不同经验水平医生的诊断结果会有差别。以糖尿病性视网膜病变为例，全国具有相关诊断能力的医生只有800多名，而有相关疾病的患者近4000万人，这些患者哪怕每年只检查一次也不是800多名医生能够做到的。经过大量标注眼底照片深度学习的人工智能能够复制高质量医生的水平来对眼底疾病进行快速而精准地诊断，迅速为市场供应了大量的优质诊断资源。

2018年4月，FDA批准了首款使用人工智能检测糖尿病患者视网膜病变的医疗设备IDx-DR上市，其成为首个可以提供筛查决策而无须临床医生对图像或结果进行解读的医疗设备。类似的算法审批还将出现在肺癌、食管癌、乳腺癌等诸多领域。

精准诊断使用人工智能不仅病理图像的解读更准确，在医疗界广泛被应用的各种诊断量表也将受益而变得更精准。以著名的弗拉明翰量表为例，它是基于年龄、性别、是否吸烟、低密度胆固醇含量、胆固醇含量等一系列指标来判断心血管事件风险。弗拉明翰量表基于数十年跨度涉及数万名患者的跟踪研究分析总结而来，但在非洲人群和亚洲人群的运用上就存在明显的问题。例如，中国冠心病发病概率低，弗拉明翰量表会高估中国人的风险。人工智能基于医院病历数据能够对数百万人的疾病数据进行学习而给出风险评估建议，比风险评估量表更加精准。

（2）人工智能加速精准治疗

2017 年年底，美国谷歌公司发布了一款叫作 Deep Variant 的程序，这个程序能够帮助提升基因测序的质量和准确性。目前，测序技术通常采用高通量测序，通过比对高通量测序结果与人类标准参考基因组，能够发现其中的变异点。Deep Variant 采用深度学习的方法来进行比对，其将变异点检测问题转换为图片分类问题，创造性地提升了基因数据解读的效率。

在分子靶向药物治疗中，通过分子测序来确认特定突变通常需要等待数日，类似 Deep Variant 技术的应用将不断缩短等待时间，并提升检验的质量。在这个领域发力更深的 IBM 沃森健康借助人工智能技术不仅能快速完成分子测序结果的解读，还能够根据结果寻找到合适的治疗方案。现在，IBM 沃森健康已经在国内不少医院落地，它能够给出治疗方案的背后是基于人工智能技术对超过2500 万份文献的阅读。

不仅在分子靶向药物领域，在放射疗法领域，人工智能能够帮助放射治疗医生勾画需要进行治疗的区域并能给出肿瘤各靶区处方剂量、正常组织剂量限制。物理师在计算机辅助下计算出放疗射线每个视野的最佳射束强度分布，使得实际在体内形成的剂量分布与医生的处方剂量一致。此外，在复杂疾病的治疗方案上，医生常需要做出假设并通过临床试验来验证方案的有效性，这种假设的提出通常依赖于医生的经验，人工智能基于对大量病历数据的学习能提出更多潜在的假说，这将拓展人类思维。

六、人工智能 + 新药研发

药物研发是 AI 技术应用的重要场景之一。目前，国内药物研发领域存在不少痛点亟须解决，其中一些痛点是人工智能可以着力发展的方向。

痛点一：新药研发耗时长、成本高、风险大、回报率低。业内认为，新药研发逃不过"双十宿命"，即研发一种新药要耗费 10 亿美元、耗时 10 年。而最近 CSDD（塔夫茨大学药物开发研究中心）的报告表明，新药平均研发成本已上升至 26 亿美元，相比 10 年前 10 亿美元的研发成本翻了一倍。尽管如此，高昂的研发成本和漫长的研发周期却不能保证所研发的药物能顺利通过三期临床试验走向市场，如果将人工智能与药物研发相结合，可以很大程度地减少研发时间及降低研发成本。人工智能可以通过大量数据快速挑选合适的化合物，生成假定药物，显示出更有效率开发新药的潜力。以 Atomise 为例，其超级计算机可以在几天之内评估近千万种化合物，找到多发性硬化症可能的治疗方法。2016 年，高盛发布的《人工智能、机器学习和数据将推动未来生产力的发展》中提到，"人工智能和机器学习的不断整合使得人们在新药研发的过程中能降低风险、节约成本，每年节约的成本超过 280 亿美元"。

痛点二：国内仿制药研发难。国外的癌症新药、特效新药难以进入国内市场。国外新药进口到国内供中国患者使用，平均要耗资 1800 万美元，耗时 6 ~ 8 年，因此部分国外新药选择不进入中国市场。基于此种情况，国内仿制药市场空间充足。中国超过 96% 的药企都从事仿制药生产。这些仿制药生产企业一般在国外新药的基础上进行修改设计，找出不受专利保护的相似的化学结构，以实现近似或更好的治疗效果，但仿制药的进程也较为缓慢。利用人工智能，能加速我国仿制药的研发和入市。对生产仿制药的药企而言，如果在药物设计上有更大的改进空间，或更快的研发突破，那么就能产生巨大的社会价值与经济价值。

利用机器学习和人工智能可以减少传统药物研发的时间成本与精力成本，降低失败率。此外，生物医学的海量数据引发了制药行业对人工智能的兴趣，不断增加的计算能力和大型数据集的扩散促使科学家们寻求可以帮助他们浏览大量信息的学习算法，这些都有助于人工智能在药物研发上的应用。而在不良药物事件预测上，人工智能可结合患者个体的真实数据，通过机器学习等算法建模，从而对患者进行风险评估，有效预测不良药物事件。

人工智能技术应用于药物研发上，能大大缩短研发周期，降低成本。人工智能在新药研发上的应用主要为两个阶段：药物研发阶段和临床试验阶段（图 4-8）。

比较内容	新药研发的方向	人工智能结合点
药物研发阶段	靶点筛选	文本分析
	药物挖掘	计算机视觉+高通量筛选 机器学习+虚拟筛选
临床试验阶段	患者招募	病例分析
	药物晶型预测	虚拟筛选

图 4-8　人工智能在药物研发的应用场景

（1）靶点筛选

药物靶点是药物与机体生物大分子的结合部位，涉及受体、酶、离子通道、转运体等。新型药物的设计和筛选都是通过已知的靶点来完成的，因此对药物靶点的筛选成为药研发过程中非常重要的一个过程。药物靶点的筛选，即药物靶点的发现，是指发现能减慢或逆转人类疾病的生物途径和蛋白，这是目前新药研发的瓶颈。

传统常用的寻找靶点的方式是通过交叉研究和匹配市面上已曝光的药物和人体上的 1 万多个靶点，以发现新的有效的结合点。以往这项工作由人工试验完成，现在通过人工智能，将给试验的速度带来指数级的提升。在科学研究飞速发展的今天，每30秒就会有一篇生命科学论文发表，此外，大量的专利、临床试验结果等海量信息每时每刻都在产生。人工智能可以代替药物研发工作者来关注所有的新信息，并从中寻找到可用的信息，进行生物化学预测。

（2）药物挖掘

药物挖掘，又名先导化合物筛选，是指将数以百万计的小分子化合物进行组合实验，以发现具有某种生物活性和化学结构的化合物，用于进一步的结构改造和修饰。药物挖掘与筛选是生化水平和细胞水平的筛选，一般有两种方式，即高通量筛选和虚拟药物筛选。

高通量筛选最初是伴随组合化学而产生的一种药物筛选方式，可以在短时间内完成对大量候选化合物筛选，目前技术成熟，不仅应用于对组合化学库的化合物筛选，还可应用于对现有化合物库的筛选。高通量筛选技术因其结合了药学、医学分子生物学、计算机科学和自动化技术等学科知识，已成为目前药物开发的主要方式。完整的高通量筛选体系具有高度整合性和自动化特征，被人们形象地称为药物筛选机器人系统。随着人工智能技术的发展，有望通过开发虚拟筛选技术取代高通量筛选、利用图像识别技术优化高通量筛选两种方法来提高药物挖掘的效率。

虚拟药物筛选可以有效避免实体药物筛选产生的巨额资金投入问题。实体药物筛选需要构建大规模的化合物库，提取或培养大量实验所必需的靶酶或者靶细胞，同时还需要一定的设备支持。然而，虚拟药物筛选通过在计算机上模拟药物筛选的过程，预测化合物可能的活性，对比较有可能成为药物的化合物进行有针对性的实体筛选，极大地降低了药物开发的成本。尽管虚拟筛选的准确性有待提高，但是其快速廉价的特点，使其成为发展最为迅速的药物筛选技术之一。

（3）患者招募

在实际临床试验阶段，因为在原定时间内很难发现足够数量的患者，大多数试验不得不大幅延长其时间周期。根据拜耳的数据统计，90% 的临床试验未能及时招募到足够数量和质量的患者。利用人工智能技术能对患者病历进行分析，对疾病数据进行深度研究使药企可以更精准挖掘目标患者，提高招募患者的效率和质量。2016 年，Biogen 进行了一项研究，使用 Fitbit 追踪多发性硬化症患者的活动。结果，24 小时内便成功招募了 248 名患者，其中 77% 的人完成了后续的研究。

（4）药物晶型预测

药物晶型不仅决定了药物的临床效果，同时也具有巨大的专利价值，药物晶型专利可以延长药物专利 2～6 年，意味着数十亿美元的市场价值。利用人工智能，可以高效地动态配置药物品型，把一个分子药物的所有可能品型全部进行预测，防止漏掉重要晶型，缩短晶型开发的周期，更有效地挑选晶合适的药物晶型，减少成本。

七、美国最顶尖的 5 家医院在人工智能方面的应用

1. 梅奥诊所

2017 年 1 月，梅奥诊所个性化医疗中心与 Tempus 展开合作，后者是一家利用机器学习平台开发个性化癌症治疗方案的科技创业公司。通过此次合作，Tempus "为 1000 名参与免疫疗法相关研究的梅奥诊所病人进行了分子测序和分析"，针对的癌症种类则包括肺癌、黑色素瘤、膀胱癌、乳腺癌和淋巴癌。

虽然目前还在研究阶段，但该项目的初期目标是利用这些分析结果为梅奥诊所的癌症病人提供更加个性化的治疗方案。梅奥诊所通过与 Tempus 的合作加入了一个由医疗组织组成的小型团体，成员包括密歇根大学、宾夕法尼亚大学和拉什大学医疗中心。

为了挖掘预期规模达到 138 亿美元的 DNA 测序产品市场，这家创业公司目前根据客户类型采取两种收费模式：Tempus 直接向医院收取服务费，具体到个人，费用则会开具给保险公司。

除此之外，梅奥诊所在 2017 年 3 月，参加了心脏健康创业公司 AliveCor 总额 3000 万美元 D 轮融资。AliveCor 设计的 KardioPro 是一款人工智能平台，专门帮助临床医生"监控早期的心房颤动"，这也是最常见的心律失常症状，会导致脑卒中风险增加 5 倍。

2. 麻省总医院

该院的人工智能战略还处于早期。2016 年，英伟达公司宣布与麻省总医院医疗数据科学中心建立合作关系。该中心希望成为人工智能医疗应用领域的中心，对疾病进行探测、诊断、治疗和管理。2016 年 GPU 科技大会上正式发布的英伟达 DGX-1 被该公司称作"深度学习超级计算机"，并被安装到麻省总医院。英伟达 DGX-1 的价格据称达到 12.9 万美元。

由于麻省总医院数据库包含 100 亿张医学影像，最初将用这些数据提供放射学和病理学方面的训练。该中心希望今后能扩大到电子病历和基因学等领域。如果英伟达 DGX-1 能够达到预期效果，就有望降低该公司目前在这一领域面临的挑战。

3. 加州大学洛杉矶分校医疗中心

2017 年 3 月，加州大学洛杉矶分校（UCLA）研究人员 EdwardLee 和 Kevinseals 在美国介入放射学年会上介绍了他们的虚拟介入放射（VIR）方案背后的研究成果。VIR 本质上是一个聊天机器人，可以"自动与医生沟通，并针对经常询问的问题快速提供有事实依据的答案"。

第一代 VIR 原型产品目前处于测试阶段，UCLA 的部分专家已经开始使用这种技术，包括"住院医生、放射肿瘤学家和介入放射学家"。这款人工智能驱动的应用可以帮助医生与病人交流各种信息，包括介入放射治疗的总数，以及接下来的治疗方案，整个过程都是实时进行的。VIR 的基础是 2000 多个数据点，反映了该院的介入放射学家在咨询过程中经常碰到的问题。具体的回答不仅限于文本形式，还有可能包含"网站、信息图标和定制程序"。

该研究团队借助 IBM 沃森人工智能系统将 VIR 与自然语言处理能力结合起

来。如果 VIR 不能就具体的请求提供充分的响应，这个聊天机器人就会为相应的医师提供介入放射专家的联系方式。

随着使用量的扩大，研究人员希望扩展这项应用的功能，让全科医生与心脏病专家和神经外科医生展开互动。2016 年 3 月，UCLA 在《自然科学报告》上发表的一篇论文将专业显微镜与深度学习算法结合起来，"实现超过 95% 的癌细胞识别率"。这种由 Barham Jalali 发明的光子时间伸展显微镜可以生成高清图像，而且能够每秒分析 3600 万张图片。深度学习算法之后还被用于"区分癌细胞与健康的白血球细胞"。

4. 克利夫兰诊所

2016 年 9 月，微软宣布与克利夫兰诊所合作，帮助这家医疗中心"为接受 ICU 治疗的病人确定潜在风险"。研究人员使用微软人工智能数字助手 Cortana 来探索先进的预测性分析。每月都有 1.26 亿 Windows10 用户使用 Cortana，它如今已经成为微软智能云部门的一部分。根据 2016 年的年报，该部门营业收入增长 6%，达到 13 亿美元。

Cortana 整合到克利夫兰诊所的 eHospital 系统中，这个 2014 年启用的指挥中心目前可以从早上 7 点到晚上 7 点"监控 6 个 ICU 的 100 张病床"。虽然该医院副首席信息官 Willaim Morris 表示，病人恢复状况有所改善，但并未披露具体改善指标。

微软与克利夫兰诊所的合作重点是寻找心脏骤停风险较高的病人。对于这类病人，会使用血管加压药。虽然属于"无脉心脏骤停管理规程"的一部分，但血管加压药会增加血压。研究人员希望预测病人是否需要使用这种药物。

从受到监控的 ICU 收集的数据会存储在微软 Azure SQL 数据库里，这是一个为应用开发者设计的云端数据库。病人生命体征和实验室数据等数据信息也都会输入这套系统。利用这些数据生成的计算机模型也融合了预测性分析机器学习算法。

5. 约翰霍普金斯医院

2016 年 3 月，约翰霍普金斯医院宣布成立医院指挥中心，使用预测算法支持更加高效的运营流程。该院与通用电气 Healthcare Partners 建立合作，设计了 Judy Reitz Capacity 指挥中心，"每分钟收到 500 条消息"，整合了"约翰霍普金斯 14 个不同 IT 系统"的数据，范围遍及 22 个高清触屏电脑显示屏。

由 24 人组成的指挥中心团队可以确定并降低风险，"根据所有病人的利益来制定各种活动的优先顺序，并触发介入方案，以便加快患者流。"自从指挥中心成立以来，约翰霍普金斯容纳周边及全国"复杂病情"病人的能力已经提升 60%。该院还实现了其他进步，包括加快了救护车派遣速度，急诊室的病床分配速度也加快 30%，病人中午之前出院的比例增加了 21%。

从上述几家医院我们可以看出，人工智能在国外医院的应用主要体现在预测性分析、聊天机器人及预测性健康追踪器 3 个领域，通过分析数据和关键指标来监控病人现状，监控病人的健康状态，预防紧急情况的出现。同时人工智能也能自动处理医生的询问信息，并将医生与相应的专家对接。

第四节 我国人工智能医疗行业面临的挑战

一、数据归属不明确

目前，我国没有法律明确界定健康医疗数据的归属问题，健康医疗数据资源使用权到底是谁的，是患者个人、医疗机构，还是参与建设的企业？这一直是医疗行业的热议话题。我国的体制决定了我国必须从国家战略资源层面对关键系统和重要设施中的医疗大数据进行保护和使用。2016 年 6 月，国务院办公厅印发由卫生计生委等多个部门联合制定的《关于促进和规范健康医疗大数据应用发展的指导意见》，该意见作为"互联网 +"医疗行业的"指南针"，全文第一句话明确指出"健康医疗大数据是国家重要的基础性战略资源"。该意见虽然将健康医疗数据定位为国家重要的基础性战略资源，但并未涉及权属分割的问题，而是更加关注健康医疗数据的规范与应用，从而为行业的发展与创新提供良好的条件。有些专家指出，既然我们所关注的是全民健康，那么就应该将健康医疗数据当作战略性资源进行科学的管理并执行，而不是把它们当作特定个体的数据对待。

医疗行业内的共识是，数据是患者、医生、医院三方共同的资源，且不能直接用作盈利。一般来说，数据可以在科研项目的合作中使用，但使用前必须经过患者的同意并签署知情同意书，医生必须得到医院科研项目申请批复。目前，大部分 AI 医学影像公司都是通过与医院或主任合作科研项目，获取数据训练模型。

二、数据安全要求高

值得注意的是，由于健康医疗数据涉及个人数据隐私方面的问题，因此要特别注意个人数据隐私保护。我国《网络安全法》规定"网络运营者不得泄露、篡改、毁损其搜集的公民个人信息；未经被收集者同意，不得向他人提供公民个人信息。但是，经过处理无法识别特定个人且不能复原的除外"。因此，在使用健康医疗数据时，需要对个人数据进行无法识别特定个人的处理。

在健康医疗数据相关的法律条例方面，除了中国，欧盟在 2018 年 5 月颁布生效的《一般数据保护条例》（General Data Protection Regulation）对个人数据处理做出严格规定。这部号称史上最严格的数据保护条例指，个人数据处理要遵循透明性原则（transparency）、最少数据收集原则（data minimization）。同时，数据主体具有随时撤销同意权（right to withdraw consent）、被遗忘权（right to erasure）、可携带权（right to portability）等权利。《一般数据保护条例》对未来中国制定数据安全法律有着重要的参考价值与借鉴意义。

以上法律对健康医疗数据的安全性提出了要规范处理的要求，即收集到的数据经过处理后无法识别特定个人且不能复原。遵循此类规定能帮助人工智能公司规避数据安全问题。

三、数据开放受限制

我国健康医疗数据的开放程度有限，主要体现在两个方面：一是境内与境外流通的限制，二是医院与医院之间流通的限制。在境内与境外流通的限制方面，《人类遗传资源管理暂行办法》中规定，"按照国家相关法律法规规定禁止人类遗传资源买卖，以科研为目的的人类遗传资源转移不属于买卖。出口、出境适用于将人类遗传资源转移到境外的情形"，"未经许可，任何单位和个人不得擅自采集、收集、买卖、出口、出境或以其他形式对外提供"。该条例限制了国内医疗卫生机构与外资开展合作，具有隐性商业壁垒。在医院与医院流通的限制方面，我国大部分医院的数据都是独立存在的。90%以上的医疗服务都是在公立医疗机构，尤其是大医院中进行的，大部分健康医疗数据存储其中，具有很高的开发价值。但在目前的中国医疗体制下，医疗卫生机构很难有动力去开放这些数据。

四、数据标准不统一

我国人口众多，医疗数据丰富，但"数据大"不等于"大数据"。在医疗数据中，最重要和最常见的当属电子病历，临床医疗数据或信息主要是以电子病历的形式储存在医院中。但我国电子病历的标准不统一，很多临床用语都不够统一和规范，同病不同名的现象十分常见，如食管癌和食道癌、阑尾炎和盲肠炎。我国不同地区、不同医院之间的健康数据没有建立联系，没有统一标准，因此其价值得不到体现。

健康医疗大数据的统一除了涉及电子病历的数据标准外，还有影像系统的数据标准问题。在现实中，超过 80% 的医疗大数据为影像形式，影像数据跟临床病理比较起来，它的标准化、格式化、统一性是最强的。一般大型医院的影像科都利用了 PACS 系统，它的作用是将不同的仪器连接起来，实现数据的往来。然而，考虑到各个企业生产的设备及 PACS 系统的数据标准是不一致的，数据的交流存在诸多的障碍，这就如同来自各国的人员需要英语来统一交流。如何让这些不同国家、不同厂家的产品形成统一的标准，是一个相当大的障碍。

针对这一问题，2018 年 9 月 13 日，卫生健康委制定了《国家健康医疗大数据标准安全和服务管理办法（试行）》，该文件对健康医疗大数据的概念、内涵及外延，还有文件的编制依据、适用范围、原则和思路等予以阐述，对各级卫生健康行政部门的权责界限予以划分，另外还对标准管理、安全管理及服务管理进行了规范。该办法将有力推动健康医疗大数据的标准规范化。

五、数据伦理存争议

尽管人工智能在医学影像、辅助诊断、药物研发、健康管理、疾病预测方面取得了令人瞩目的成就，但不可否认的是，人工智能在医疗领域的应用仍然存在一系列的伦理问题。例如，人工智能如果造成了个人信息的泄露，导致了医疗事故，那么责任方是谁？人工智能医疗机器人未来如果拥有了自主意识，并且脱离人类的控制，那么人类如何应对？人工智能医疗数据的普及和应用如果造成大部分从事传统医疗工作的人员失业，引发医疗产业结构的转型，那么社会如何应对？可以说，当前医学伦理最为紧迫的任务便是解决这些问题，以便最大限度地发挥出人工智能的价值。

为弥补这方面的不足，2017 年 1 月，多位人工智能专家和商业领袖共同签署了《阿西洛马人工智能原则》。该原则讨论了人工智能涉及的棘手伦理问题、经济学和社会学问题，并制定了相应的原则。中国尚未建立相关的伦理审议规范，未来亟须出台该类规范，为解决当前行业中存在的伦理问题提供依据。

六、数据成本代价高

如果把人工智能比喻成推动人类进步的下一个引擎，那么数据就是它的燃料。目前，人工智能医疗公司获取数据的渠道分为 3 种：第一种，人工智能医疗公司与医院合作科研项目。由于医院要做科研项目，公司要开发人工智能医疗产品，因此在进行数据脱敏后医院和公司可以共同研发。但通过该渠道获取的数据是未经专家进行标注的基础数据，不能直接用于训练人工智能模型。是否要向医生付费来进行数据标注，取决于人工智能医疗公司和医院的项目合作关系。第二种，人工智能医疗公司从公开数据集下载数据。公开数据集一般是用于比赛训练的数据，从该渠道获取数据是最节约成本的方式。但国外公开的数据集有一定同质化，而且由于人种差异会带来偏倚，用这些公开数据集训练的人工智能模型不一定适用于中国人群。而国内公开数据集十分缺乏，病种单一、数据集病例数十分有限。第三种，人工智能医疗公司购买数据。虽然健康医疗数据禁止交易，但智能语音数据可以购买，如海天瑞声、慧听科技等提供带标注的语音数据库的购买服务。

总体来说，人工智能医疗公司获取数据的成本主要在数据获取和数据标注上。数据获取成本如前所述，而数据标注成本按照每家公司有 10 万张数据需要标注的成本来计算，人工智能医疗公司的数据标注成本为 100 万～ 1000 万张。

第五节　我国人工智能 + 医疗方面的政策

2015 年 5 月，国务院发布《中国制造 2025》，指出"加快推动新一代信息技术与制造技术融合发展，把智能制造作为两化深度融合的主攻方向；着力发展智能装备和智能产品，推进生产过程智能化，培育新型生产方式，全面提升企业研发、生产、管理和服务的智能化水平"。在生物医药及高性能医疗器械领域，要应用过程分析技术、自动化和信息化程度高、满足高标准 GMP 要求的无菌原料药制造成套设备；注射剂高速灌装联动智能成套装备；高速口服固体制剂智能成套设备；中药高效分离提取智能成套装备；缓控释等高端剂型智能生产成套设备；高速智能包装设备；数字化影像设备；全自动生化免疫检验成套装备；远程监护和远程诊疗设备。

2015 年 7 月，国务院发布《关于积极推进"互联网 ＋"行动的指导意见》。该意见将人工智能作为"互联网 ＋"的十一个重点布局领域之一，特别指出要加快人工智能核心技术突破，培育发展人工智能新兴产业，推进智能产品创新，提升终端产品智能化水平。要大力发展线上线下基于互联网的医疗、健康、养老社会保障等新兴服务。

2016 年 3 月，全国人大发布《中华人民共和国国民经济和社会发展第十三个五年规划纲要》，提出"重点突破大数据和云计算关键技术、自主可控操作系统、高端工业和大型管理软件、新兴领域人工智能技术。"

2016 年 5 月，发展改革委、科技部、工业和信息化部、中央网信办四部委联合发布了《"互联网 ＋"人工智能三年行动实施方案》，这是我国首次单独为人工智能发展提出具体策略方案。该方案支持在健康医疗等重要领域开展人工智能应用试点示范，开展应用服务创新示范，鼓励企业面向健康、医疗、人身安全等领域，积极开展差异化细分市场需求分析，促进应用人工智能技术的创新。

2016 年 6 月，国务院提出了《关于促进和规范健康医疗大数据应用发展的指导意见》，规范和推动健康医疗大数据融合共享、开放应用。健康医疗大数据是国家重要的基础性战略资源，该意见将健康医疗大数据应用发展纳入国家大数据战略布局，提出大力推动政府健康医疗信息系统和公众健康医疗数据互联融合、开放共享，通过"互联网 ＋ 健康医疗"探索服务新模式、培育发展新业态，努力建设人民满意的医疗卫生事业。该意见将夯实健康医疗大数据应用基础、全面深化健康医疗大数据应用、规范和推动"互联网＋健康医疗"服务、加强健康医疗大数据保障体系建设作为重点任务，根据这4个方面部署了14个重大工程。

2016年8月，国务院发布了《"十三五"国家科技创新规划》，在发展新一代信息技术中指出，在生物和健康领域，形成涵盖重大疾病防治、基础健康保障服务和前沿医疗技术突破的整体布局；在发展人口健康技术中重点发展精准医学关键技术，把握生物技术和信息技术融合发展机遇，建立多层次精准医疗知识库体系和国家生物医学大数据共享平台，重点攻克新一代基因测序技术、大数据融合分析技术等精准医疗核心关键技术，推动医学诊疗模式变革。

2016年9月，工业和信息化部、发展改革委联合制定《智能硬件产业创新发展专项行动（2016—2018年）》，提出要重点发展智能医疗健康设备，"面向百姓对健康监护、远程诊疗、居家养老等方面需求，发展智能家庭诊疗设备、智能健康监护设备、智能分析诊断设备的开发及应用。鼓励终端企业与医疗机构对接，着力提升产品质量性能及数据可信度，加强不同设备及系统间接口、协议和数据的互联互通，推动智能硬件与数字化医疗器械及相关医疗健康服务平台的数据集成"。

2016年11月，国务院编制《"十三五"国家战略性新兴产业发展规划》，提出"发展智能化移动化新型医疗设备。开发智能医疗设备及其软件和配套试剂、全方位远程医疗服务平台和终端设备，发展移动医疗服务，制定相关数据标准，促进互联互通，初步建立信息技术与生物技术深度融合的现代智能医疗服务体系"。

2017年1月，卫生计生委制定了《"十三五"全国人口健康信息化发展规划》，将夯实人口健康信息化和健康医疗大数据基础、深化人口健康信息化和健康医疗大数据应用、创新人口健康信息化和健康医疗大数据发展作为主要任务，提出建设全民健康保障信息化、健康医疗大数据应用发展、基层信息化能力提升、智慧医疗便民　民健康扶贫信息支撑的重大工程。

2017年3月，国务院发布的《2017年政府工作报告》提出"加快培育壮大新兴产业。全面实施战略性新兴产业发展规划，加快新材料、新能源、人工智能、集成电路、生物制药、第五代移动通信等技术研发和转化，做大做强产业集群。大力改造提升传统产业。深入实施《中国制造2025》，加快大数据、云计算、物联网应用，以新技术新业态新模式，推动传统产业生产、管理和营销模式变革。把发展智能制造作为主攻方向，推进国家智能制造示范区、制造业创新中心建设，深入实施工业强基、重大装备专项工程，大力发展先进制造业，推动中国制造向中高端迈进。"

2017年7月，国务院发布《新一代人工智能发展规划》，提出发展智能医疗要"推广应用人工智能治疗新模式新手段，建立快速精准的智能医疗体系。探索智慧医院建设，开发人机协同的手术机器人、智能诊疗助手，研发柔性可穿戴、生物兼容的生理监测系统，研发人机协同临床智能诊疗方案，实现智能影像识别病理分型和智能多学科会诊。基于人工智能开展大规模基因组识别、蛋白组学、代谢组学等研究和新药研发，推进医药监管智能化。加强流行病智能监测和防控"。

2017年10月，习近平总书记在中国共产党第十九次全国代表大会上做报告，指出"加快建设制造强国，加快发展先进制造业，推动互联网、大数据、人工智能和实体经济深度融合"。

2017年12月，工业和信息化部发布《促进新一代人工智能产业发展三年行动计划》，着重要求在医疗影像辅助诊断系统领城取得重大突破，提出扩大医疗影像辅助诊断系统等临床应用的行动目标："推动医学影像数据采集标准化与规范化，支持脑、肺、眼、骨、心脑血管、乳腺等典型疾病领域的医学影像辅助诊断技术研发，加快医疗影像辅助诊断系统的产品化及临床辅助应用"。

2018年3月，国务院发布《2018年政府工作报告》，指出"做大做强新兴产业集群，实施大数据发展行动，加强新一代人工智能研发应用，在医疗、养老、教育、文化、体育等多领域推进'互联网+'。发展智能产业，拓展智能生活"。

2018年5月，国务院发布《关于促进"互联网+医疗健康"发展的意见》，

将推进"互联网＋"人工智能应用服务作为重点发展方向。该意见提出研发基
于人工智能的临床诊疗决策支持系统，开展智能医学影像识别、病理分型和多
学科会诊及多种医疗健康场景下的智能语音技术应用，加强临床、科研数据整
合共享和应用，支持研发与医疗健康相关的人工智能技术、医用机器人、大型
医疗设备、应急救援医疗设备、生物三维打印技术和可穿戴设备等。

第六节　人工智能在养老领域的应用

一、智能化"健康养老"新概念

"人工智能＋健康养老"，是指基于互联网、物联网、大数据、区块链等前
沿技术，将家庭养老、社区养老、机构养老的传统的健康养老方式融合创新，
借助智能化设备和平台为老年人提供全天候、多层次、高效、便捷的"医、护、康、
养、孝"五位一体的健康老龄服务，最大限度满足老年人物质需求与精神需求，
构建一个没有围墙的超级养老院，让老人在享受健康生命质量的同时，还能拥
有健康的精神生活。

随着社会的发展，越来越多的子女由于各种原因无法守在老人的身边，导
致养老问题成为全社会的问题，而人工智能技术应用在老龄服务中可以有效地
解决这一问题。根据目前养老的现状，想要解决子女的后顾之忧，必须从精神
抚慰、生活服务、医疗救助、健康养生与陪伴等方面对人工智能在老龄服务方
面的应用进行探索，以逐步提高整个老龄服务产业的服务水平。

二、实现健康养老举步维艰的困境

1. 家庭养老功能弱化

伴随时代的进步、国家政策、经济、大环境等因素的影响，我国家庭养老

的功能逐渐弱化，已经无法满足养老的需求。加之20世纪70年代开始我国计划生育政策的贯彻与落实，目前有养老压力的家庭中，独生子女家庭较为普遍，这使得很多子女都肩负着赡养4位老人的重任。受综合经济能力的限制、工作时间的限制、地域的限制及人们思想的转变，完全依靠子女健康养老，对很多家庭来说是"水中捞月"，看起来很美，想要真正实现却很难。

据调查，截至2018年年底，我国60岁以上的"空巢老人"占据老人总体的50%以上，其中农村的"留守老人"占农村老人数量的37%。之所以会出现这种现象，除了跟人们思想观念的转变有关，还和年轻一代人面对的压力有关。很多年轻子女为了提高家庭的经济收入，会选择离开居住的城市外出打拼，这就导致在很长一段时间中不能实质性地完成养老义务。家庭中长期缺乏养老的主体，会直接影响老人的精神状态与生活质量。想要这些独居老人在精神和身体健康的双重作用下安享晚年，成为一种难以实现的奢望。

2. 养老机构不足、服务质量堪忧

为了弥补家庭养老的不足，我国传统养老机构充分发挥其价值与作用，但实际上养老机构也无法从根本上解决我国的健康养老问题。

首先，养老机构的数量不能满足我国老年人的需求：在国际方面，规定了5%的老年人需要进入养老机构，但我国机构的数量在供需方面严重失衡。其次，部分养老机构的护理供给不能满足养老的标准：据统计，2015年我国已经有超过3000万的失能老人，如果要想达到养老的标准，需要1000万的护理人员，但实际上我国仅仅拥有30万专业的护理人员，而持有护理证的人员不足5万。

从养老服务的模式分析，部分养老机构直接使用其他行业的模式，如"俱乐部式""宾馆式"等，脱离老年群体的需求；从服务项目分析，很多机构仅仅为老人提供物质方面的服务，忽略老年人的精神生活；从服务水平分析，养老机构中缺乏专业的护理人员，无法为老人提供高质量的服务。

三、国内外智能化老龄服务产业分析

中国的老龄服务产业前景广阔，目前人工智能在该领域正在深度融合。

目前，中国国内智能化老龄服务产业仍处于起步阶段，参与的企业也相对较少。在日本，老龄服务管理属于专业职业，相关人员需要通过护理管理国家考试才能取得资格。同时，日本还立法规定社区居家养老服务单位每 35 位服务对象（养老人员）配备 1 位护理经理，各类养老服务机构每 100 位服务对象配备 1 位护理经理。

另外，美国、澳大利亚、日本等国的健康养老服务行业普遍采用科学管理方式。目前，中国养老机构相关经验较少，在老龄服务管理的专业知识、业务能力、工作经验等方面基础薄弱。中国的人工智能技术虽然起步相对较晚，但近年来受到国家政策的影响，发展非常迅猛。未来，人工智能在各环节均有很大应用空间。人工智能的应用和普及不仅可以弥补国内专业护理管理人员的缺失，更能对老人慢性病进行前期的预防。

四、人工智能在老龄服务领域的应用探索

伴随中国步入老龄化社会的警钟敲响，中国传统的老龄服务产业面临着巨大的挑战。机构人员不足、设施不足，照护资金缺乏、无法提前监测到老人身体的状况、老人精神长时间处于孤寂无抚慰状态等问题日益凸显。借助人工智能强大的学习能力和运算能力可以更好地为健康养老产业保驾护航。

鉴于老人本身的特点——不容易接受新事物、对互联网排斥、眼睛花、不舍得花钱等实际情况，在将人工智能应用于老龄服务领域时，必须本着"有用、好用、用得起、持续用、爱用"的原则去设计开发产品，必须做到价格亲民化、使用易上手，这样才能让用户更有黏性。在智能化老龄产品的打造上，企业不能把这些产品局限到"仅仅是一款智能产品"上，而是为老人打造一种全新的生活方式，让老人可以享受到更加便捷、更加美好的晚年生活。适合老龄化的

人工智能系统应该从以下几个方向去做研发。

方向 1：智能化老龄服务系统——基于电视机的"智能交互模式"

基于人工智能的健康养老，需深度挖掘老人、子女痛点，真正从老人核心需求发起，全面整合养老生态资源，充分发挥"人工智能""互联网"、大数据、物联网等前沿技术的优势，并将其融合应用到老龄服务产品和平台中，创造基于 AI 的"陪伴式"智能交互模式。利用人工智能技术，最终实现可视化呼叫、医疗救助、健康管理等功能，打造以陪伴为核心的智能化老龄服务系统。

基于 AI 的健康养老平台，将医疗服务延伸到老人家中，充分发挥"医、护、康、养、孝"五位一体的医养结合新型模式，为老人创造"老有所养、老有所医、老有所乐、老有所为"的养老条件，在提高老人生活品质的同时，更好地提升了生命的质量和长度。

化繁为简的人性化操作界面。研发团队基于长时间的用户反馈，针对老人的特性和使用习惯，全新研发人性化智能操作界面。让老人拥有完美的"人机交互体验"，让老人在不查阅说明书的情况下，能快速操作并实现简单的功能和应用。

老人的知心朋友——"智能语音遥控器"。借助人工智能强大的运算能力，将语音程序植入遥控器中，可识别多种方言，让老人心中所想，都能够通过"语言"表达来实现。看电视时，老人不再为了找片换台发愁，借助强大的智能语音功能，想看什么说出来，电视剧、电影、综艺、戏曲，都可轻松实现。老人还可通过电视机视频聊天，语音呼叫亲朋好友，真正实现"想念不如相见"的夙愿。

健康管理。基于 AI 的智能化老龄服务系统，可为老人开设单独的健康管理版块，让老人的生活、作息、用药都更加规范。同时这个平台还为每位老人建立个性化电子健康管理档案，通过平台绑定血压仪、血氧仪、血糖仪，随时监测健康数据，并即时上传到老人个性化电子健康档案中。这一电子档案的储备，可辅助医疗机构诊断，并长期跟踪治疗效果，自动生成健康干预计划，精准推送食谱和运动方案。同时该平台还有健康讲座、活动预约、身体检查等增值活动。

实现"爸妈的专属家庭医生"的远程问诊。智能化服务平台为老人搭建了全天候的专家远程问诊机制。将甄选的优质医疗资源与智能化平台对接，通过平台一键呼叫专家，即可实现视频问答、权威建议、用药指导，为老人提供就医、问诊、上门救助等场景化医疗服务。医疗增值服务有预约挂号、配套专属家庭医生、活动预约等。

7×24 小时不间断人工服务的可视化呼叫中心。借助人工智能的大数据云端计算，打造适老化的可视化呼叫中心，真正实现从电视 TV 端到电脑 PC 端的可视化呼叫。系统遵循严格的工作流程，24 小时不间断为老人服务，将老人的诉求快速记录、处理和派单。

一键紧急呼救。在智能化老龄服务平台搭建紧急呼叫入口，通过呼叫呼叫中心，即可拨通救援机构、子女电话，为老人争取最佳黄金救助时间，从而让老人可以更加从容地应对紧急救助、突发状况，最大限度地保障老人的生命安全。

"尽享天伦"的聊天功能。通过智能化平台大数据传输，老人可从电视机端实现与子女的视频、语音聊天，操作非常简单，便于老人使用。老人通过智能遥控器呼叫子女、孙辈、亲戚的名字，系统直接视频打通对方，真人版视频、原声版语音，操作方便快捷、画面清晰、零距离亲密接触，实现电视双向视频聊天。老人在客厅即可实现话家常，全面缓解老人独居孤独、寂寞的困境，让亲情、友情不再有距离，让老人远离孤独带来的各种疾病。

可作为永久存储容器的智能家庭相册。鉴于老人喜欢看照片、关注子女、孙辈在外的各种动态的心理，专为居家老人量身定制智能相册。子女通过手机 APP 上传照片、短视频，老人在家里实时获取，通过电视查看子女近况照片和经典短视频。智能家庭相册让老人更方便地了解儿女在外的生活、工作动态，图像更清晰、操作更便捷，是老人专属的傻瓜式智能相册。

智能实现客厅里的综合服务。智能化老龄服务平台通过线下整合当地优势资源、线上严格把控质量，云端大数据精准推送，实时调取平台资源对接老人需求，通过语音即可调用家政、健康、商超、餐饮等资源为老人服务。子女手机 APP 端孝心充值，方便老人电视端实时消费。例如，按老人需求，云端大数据精准推送，双向沟通，让智慧超市直达客厅；大数据甄选优质家政资源，打造完善无忧售后体系；实时健康监测，智能筛选食谱，三键下单，送餐上门；根据老人电子健康档案，云端大数据精准推送相应的健康产品或服务，为老人健康保驾护航。

协助老人科学、安全看护孩子的智能系统。孩子外出时实时精准定位、监控周围场景，更好地预防孩子走失，保障孩子安全。系统推荐的音频儿童故事是通过大数据高效整合、智能筛选的优质音频，此类资源一般都是儿童专家推荐，资源持续更新，可以更好地保护孩子视力、让孩子增长见识。

帮老人出行做决策——智能精准语音播报。智能精准语音播报让老人提前了解未来天气变化，为老人提供适宜穿着建议、出行决策，使其更合理地安排出行计划，有效地帮助老人避免因天气原因而造成身体的不适，更为出行提供了保障。智能精准语音播报持续为用户提供更多的气象增值服务。

彻底解决儿女心中牵挂的手机 APP 端。儿女随时通过智能化平台系统配套的 APP 查看老人近期身体状况，必要时进行合理的健康干预提醒，通过手机和老人即时互动，如聊天、拉家常，分享照片和在外的动态。

平台的售后服务体系。该服务体系对受理的服务进行跟踪回访，对服务机构的服务质量进行管理监督。

方向 2：陪伴型智能机器人——实现"机器比人更懂人"的时代

基于 AI 的智能机器人不仅具备可视化呼叫、健康管理、远程问诊、视频聊天、家庭相册、生活服务、智能天气播报、科学看护孩子等功能，还做了全面的智能升级服务。未来的人工智能机器人将具备比人更懂人的"情商"，不仅更懂得在生活、健康方面照顾老人，同时在精神方面，也能给来人更多的慰藉，让老人在智能机器人的陪伴下，能够拥有一个更加完美的"晚年时光"（图 4-9）。

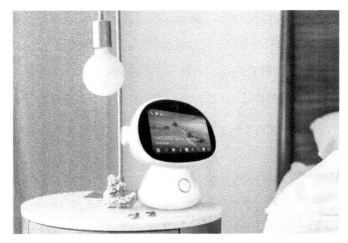

图 4-9 某品牌 AI 智能机器人

紧急"救命"功能。当遭遇紧急情况时，老人呼叫"救命救命"即可通过机器人同时一键拨通儿女手机端和可视化服务中心，为紧急救援争取宝贵的黄金抢救时间。

语音即可同步电视端。老人通过语音发布投屏指令，机器人即可将播放内容投屏到电视机端。

百科小助手。即问即答，帮助老人了解想知道的。

智能陪聊。给老人解闷，可即时聊天互动，增添生活情趣。

生活服务提醒。语音设立实时提醒，方便老人记忆。

出行指南。语音智能问答，帮老人筛选出行时间、出行方式，让老人快速步入智能化生活。

监控功能。子女手机遥控，240°左右旋转实时监控家中景象。

方向 3：可视化工作站——打造全覆盖的可视化智能健康老龄服务

为更好地应对各行各业养老方面的压力，某公司将先进的互联网技术、区块链技术及 AI 人工智能技术进行深度融合，结合当下医院、社区医院、养老院、敬老院及各地的日间照料中心和社区服务中心的现状，借助该公司在养老领域的突破，研发出一整套的可视化工作站网络平台。借助这个工作站，各个机构可更加高效、专业的完成对老人的服务，同时老人也可借助智能化的设施，享受到人工智能带来的高科技生活。

特点一：结合国内养老现状，打造可视化呼叫中心，实现了从电视 TV 端到电脑 PC 端的可视化呼叫。

特点二：24 小时不间断人工服务。系统遵循严格的工作流程，24 小时不间断为老人服务，快速处理老人诉求。

特点三：智能化平台远程操控，最大程度为养老机构、医院、诊所节约人力成本。

特点四：远程真人面对面交流，便于快捷、高效解决机构与老人之间的问题。

特点五：工作站首创可视化医养结合智能新模式，搭建健康管理平台，方便医生查询患者资料，更便于老人和儿女进行自查。

应用区域：基于人工智能的可视化工作站，主要的任务就是为周边老人提供健康指导、用药服务、紧急病情救助等，因此，在医院／医养结合机构、社区医院／诊所、养老院／日间照料中心、社区服务中心等都可搭建可视化工作站，以便更好地为老人提供医护康养的服务。

方向 4：智能化床旁陪护端——提高养老机构效率、提升老人幸福指数

基于人工智能技术的床旁陪护系统是该公司研发团队基于老人躺卧的场景设计的智能养老系统，研发人员将先进的互联网技术、区块链技术、物联网技术及人工智能技术进行高效的融合，借助在养老领域的深度挖掘，为有特殊需求的老人提供包括医疗救助、远程问诊、健康养护建议、视频聊天、网络购物、家政服务及外卖送餐等全方位、智能化的服务。具体来说，这种智能化的床头陪护系统具备五大核心优势：

核心优势一：智能化触控技术。基于老人不会使用智能设备的特性，研发人员采用强大、智能、创新的处理器技术，针对老年人的使用习惯进行更有针对性的开发，推出专门针对老年人使用的智能化触控平台，方便老人对陪护端菜单的各项操作。

核心优势二：可视化客户服务端。采用远程控制器、编码器及高清前端摄像头等设施将智能床头陪护端和可视化工作站进行链接。当老人有诉求时，可通过可视化呼叫清晰、准确地向相关客服人员说明情况。

核心优势三：健康数据持续监测。智能床头陪护端配套无线蓝牙健康外设，各项健康数据实时上传，老人随时可监测自身的身体情况，在床头陪护端后台可形成老人的个性化电子健康档案数据库。当老人需要送诊或者急救时，医生可根据数据制定治疗方案，减少误诊率。

核心优势四：子女端 APP 远程监控。将健康监测数据上传到子女手机 APP。子女可随时了解老人健康状况、给予合理干预。另外，子女也可随时通过手机端实现和老人床头端的视频、聊天、图片上传、小视频上传等，让躺卧的老人在无聊寂寞的时候获得精神上的慰藉。

核心优势五：床上实现老人智能化生活。为了实现老人智能化生活，减轻养老机构或者子女压力，智能床头陪护平台整合网络和当地优势资源，为老人增添多项增值服务，如床头端商超、餐馆、家政、金融服务、老年大学、看电视等，让老人"足不出户、脚不下床"即可实现智能化的生活。

智能陪护平台应用场景主要包括医院、医养结合机构、日间照料中心、养老院、社区医院、诊所等。总体来说，未来人工智能技术通过在老龄服务领域的探索，至少可在以下几个方面助力养老产业。

一是基于人工智能的"智慧健康"，可以把老人的血压、血氧、心率、血糖等数据传到"云"上，同时将其以往病历放到"云"上，医生可通过智能化工作站为老人们提供健康建议和医疗建议。

二是"智能陪护"服务机器人可为老人提供医疗救助、健康管理、精神慰藉、生活照料、提醒等服务。

三是提供更多更先进的可穿戴健康设备，如可以实现实时监控的血糖仪、血压仪、心率监测器、电子化神经元、能帮助瘫痪老人驾驶轮椅的设备等。

四是在设计智慧家居时更多考虑到老人的困难和需求，以更细致的创意改善老人的生活质量。

五、智能机器人在养老健康产业中的作用

英国养老机构曾做过一项调查，显示老人在生命最后的 2 ~ 3 年内将会消耗掉一生总支出的 70% ~ 80%。中国已经完全步入老龄化社会，随着 70 后逐步步入老龄群体，中国将面临愈演愈烈的老龄化形式，面对逐渐减少的青壮年劳动力和明显上升的老人数据，国内养老问题的严重性可见一斑。

其实截至 2018 年年底，全球各国都面临着不同程度的养老负担，随着人们寿命的不断提升，养老开始慢慢超越了各国能承受的范畴，因而，如何破解养老困境成为全球养老领域风口浪尖的难题。

未来，AI 必将成为照护老人的第一主力军。

在 2017 年世界机器人大会上，俄亥俄州立大学的张明君教授指出，老年慢性病在全球老人总数中的占比是非常高的。它影响的不仅仅是病人，还有老人的整个家庭，为了更稳妥地照顾老人，很多年轻子女会选择雇佣保姆或者辞职在家专职照顾，而这样无疑为整个家庭造成了很大的负担，除此之外的医疗费用也是一项巨大开支。

而未来的人工智能型机器人，除了可以更好地为老人提供劳动力服务外，还可通过长期的监测，了解老人的动态健康数据，从而得知老人慢性病的确切发病时间，从而确定治疗方案。对于一些疾病，机器人可提前预警，降低老人去医院诊疗的频率，减少老人病发的概率，让老人尽量可以通过居家模式进行养老，为国家节省医保开支的同时，可以降低儿女负担，减少社会服务型劳动力的支出。

在未来 20 年内，AI 机器人或许能为养老服务减少 50% 以上的劳动力，减轻未来养老的压力。面对新形势下的中国养老难问题，以人工智能为主流的 AI 养老逐渐渗透养老市场。在日前公布的人工智能数据中，智能化老龄服务机器

人是各个养老行业科研单位、AI 代理商重点培植和扶持的项目。频频亮相各大展会的人工智能老龄服务机器人可陪聊、视频、远程医疗、健康看护、提供生活服务等，在人工智能领域借助人力照护老人，已经不是什么难题。目前，基于人工智能的机器人为老人提供的服务范畴已经非常广泛，具体来说包括以下几个方面。

情感陪伴式。日前，亮相某展会的人工智能机器人可与老人实现问答式情感互动交流，老人说出问题，机器人会做出人性化回答，并对老人提出的科普性问题，进行精准解释，必要时还会在机器人屏幕增加相应的图片解释，这是某公司带来的情感陪伴式机器人（图 4-10）。在功能设置上，机器人实现的功能也在努力向"机器人比人更懂人"的方向发展。同时这款机器人还具备了自我学习的能力，可以通过长时间的训练，更好地掌握老人的需求。另外，能通过视频增加与子女交流的机会，为了保障老人的身体健康，还增设了人工智能型电子监管档案，随时监测老人身体情况。

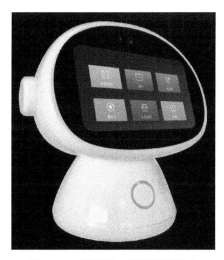

图 4-10　某公司人工智能机器人

医院导医。现在有些医疗机构为了缓解就医人数大、老人不懂就医程序的难题，推出了部分导医机器人，这些机器人可以根据患者的要求，提供合适的医疗路径及挂号咨询服务。借助声音、精准定位及远程咨询等，合理分流诊治，降低老人等待时间，提高医院整体服务质量。

社区办公服务式。在社区，借助机器人的强大的电脑记忆存储功能，机器人可协助社区工作人员为老人办理高龄津贴、残疾、慢性病及居住证明等服务，同时依靠强大的记忆存储芯片，机器人可根据老人外貌记忆老人姓名和登记内容，并根据老人实际上课情况提供对口的社区服务。

居家照护型。部分老年人由于身体条件的限制，自理能力、生活能力会不断下降，在没有子女或者养老机构照顾的前提下，无法完成日常生活。这一系列机器人可以借助电脑程序的设定，为生活有障碍的老人提供服务。例如，可设置单独为残疾老人服务的洗澡型机器人，免去老人洗澡需要人照料的尴尬。还有专门帮助老人用餐遥控智能型设施。将人工智能技术应用在养老中，可以使其更好地照顾老年人的日常生活。

同样以机器人为例，为了实现人工智能养老的目的，可以在机器人的系统中设置不同的参数保证其能够为老年人提供优质的服务。将菜谱输入系统中并设置做饭的时间，机器人则可以在具体的时间点完成做饭的任务；设置语言识别功能，可使自理能力存在缺陷的老年人，通过特殊的"指令"引导机器人协助自己去卫生间；设置机器人的动作程序，并利用图像识别功能，使其可以自行为老年人获取所需的物品。通过这样的方式，可以有效地照顾老年人的日常生活，降低子女与社会的养老负担。

外出陪伴型。随着年纪的增加，老人的计算能力会不断下降，影响外出购物、结算的效率，甚至会出现不同程度的差错，所以可以充分利用人工智能系统。但是，为了便于老年人的出行，需要设计一个体积小、质量轻的智能系统，同时可以将导航功能设置其中，合理地规划老年人地出行路线。

例如：老年人在外出之前，可以通过语音输入目的地，系统自动规划路线，同时通过语音的方式来指引方向。在购物的过程中，老年人可以使用智能设备识别物品的名称、规格、使用说明、价格等信息，避免发生错误。在结款时，老年人依据智能设备提供的金额完成付款，极大了地提高了购物与结算的效率，实现人工智能养老的目标。

我国在家庭、机构两个层面的养老功能已经不能满足具体的需求，因此，可以将人工智能应用在养老中。以此为基础，我国的养老问题便得以解决，不但丰富了老人的精神生活满足了老人的日常需求，而且在人工智能的协助下完成生活、照护、娱乐、健康及精神慰藉等方面的服务，充分发挥科学技术的价值与意义。

六、智能化健康养老效益评估

提升老人身体健康水平。通过智能化服务平台，老人可通过平台的远程问诊、专家咨询、慢性病管理、电子监管档案及配套的社区工作站和子女端 APP 获得全方位的健康保障。

丰富老人娱乐生活。平台提供的老年大学、生活服务、视频聊天、全语音操控等服务，能够让老人快速接受这种新兴的产品形态和模式，借助老人"病毒式"传播，老人用户数量会成倍快速增加。平台为老人提供的全产业链服务，可以让老人的生活更加丰富多彩，更加便捷。随着人工智能技术在不断地被改进、优化，可以将语言识别功能、图像识别功能、自然语言处理功能应用在养老中。具体而言，利用人工智能技术可以实现与老年人的交流，降低老年人的孤独感，实现人工智能养老的功能。

强化行业的核心竞争力。智能化老龄服务平台提供的技术和全产业链服务，以及全新的运营模式，会让加盟的运营商获得新的活力，借助平台强大全面的服务功能，增强服务商的核心竞争力。

节约人力，提升养老机构经济效益。智能化的平台可为养老机构、社区诊所、卫生院、医院等医疗机构提供更加智能的服务，而这些服务通过较少的人员操作即可实现。在提升老人生活品质、健康状况的同时，还更好地节约了人力，间接提升了机构的经济效益。

推动区域经济快速发展。通过模式推广，可将老龄产业结构进行重置，有效解决居家养老"六助"，激发全国各个日间照料中心、老年社区服务中心的活力。平台整合当地的优势资源来为老人提供购物、家政、医疗等服务，可推动区域经济快速发展。

维护社会稳定。智能化平台提供的服务让老人可以享受到更加丰富的晚年生活，老人身体的健康和情绪的稳定，直接促进了一个大家庭的稳定，子女在外工作或者打拼可以更加安心，较大程度促进了整个社会的良性发展。

促进医养结合落地，推动健康中国快速发展。智能化老龄服务平台在为老人提供智能化老龄服务的时候，将各种碎片化、杂乱的服务项目进行整合优化，打造出全新的智能化医养结合新模式，这些模式有效规避了传统养老行业的各种弊端，在推动各个地区医养结合工作快速落地的同时，也促进了健康中国的快速发展。

第五章

智能健康和养老服务的展望

　　智能健康和养老服务还处于起步阶段，不成熟，在发展的过程中还需要克服很多"成长的烦恼"。同样的，智能健康和养老服务的前景是光明的。如何将人工智能有效地运用到医疗、老龄服务、养老产业等行业中去，这需要在市场划分、需求分层基础上在法治、监管、技术、标准等方面做好规范，只有这样，智能时代才能走得更远，我们的社会才能发展得更快。

第一节　未来，我们需要什么样的人工智能＋健康医疗

　　毋庸置疑，人工智能带给医疗行业的想象空间是无限的，但要真正大规模应用于临床，实现遍地开花，在深入发展过程中还需要克服以下的"成长烦恼"。

一、缺少有质有量的数据支撑

　　目前，我国的健康医疗大数据存在着数据不完整、数据质量不高、数据共享开放水平较低等多方面的问题，医疗数据的"量"和"质"将是阻碍人工智能在医疗行业应用发展的主要原因。因此，国家应该在原有的标准管理体系框

架内，加强信息和标准的整合，加强国家、行业现有相关标准的普及推广，并出台一系列激励和惩罚措施来推动标准的应用和落地。建立一套有效、完备、真实可靠的数据评估体系，进一步提升数据质量。同时应该加快完善数据共享开放机制，发挥数据应用价值，为人工智能应用提供有质有量的数据支撑。

二、缺乏专属法律法规及配套机制

与当前人工智能在健康医疗领域发展火热形成鲜明对比的是政策法规的制定相对滞后。例如，当 AI 的诊断可以替代医生的诊断时，如果人工智能的决策导致意外，谁应该对其负责？人工智能创作的知识产权应该归谁所有？人工智能研发人员应该有哪些法律权利和义务？一旦人工智能拥有了超级能力，又该用到哪些措施进行监管？这些问题，都没有明确的法律法规规定。

因此，为了让人工智能更有效地服务医疗，并规范其行为，明确责任边界，创造良好的市场环境，从而推动其创新发展，就应该从多个维度建立完善人工智能在健康医疗领域专属的法律法规体系及配套机制。

首先，应该在卫生计生委已经颁布《人工智能辅助诊断技术管理规范》与《人工智能辅助治疗技术管理规范》（手术机器人系统 14 个指标）的基础上进行完善，制定人工智能参与临床医疗的评测标准。例如：智能诊断结果如何与医生的判断相结合才能进入临床使用；各种类型的手术当中有哪些过程是可以有人工智能机器人代替人的，又有哪些是必须由医生来判断和操作的。

其次，建立灵活的安全认证体系，不断优化 CFDA 认证流程，并出台过渡政策，如对于相对成熟的产品发"临时牌照"，对于开发公司可以考虑进行研发实力、人员组成、医疗数据基础、软件研发流程、产品故障率等整体认证，对于通过认证的公司的智能诊疗软件，在报备之后就可以上市使用，进入临床医疗过程。

再次，构建安全评估、追溯与保障体系。要加强安全测试，从国家层面制定评测的标准指标，建设医疗领域人工智能测试平台，提高公众信任度。建立追溯体系，保证算法的透明，使人工智能的行为及决策全程处于监管之下，确定医疗损害的法律责任主体，明确研发者、运营者和使用者各自的权利和义务，并探索建立人工智能医疗责任保险制度，解决受害者的赔偿问题。

最后，加强人工智能＋健康医疗领域的知识产权保护。当前，许多应用由医院、科研院所、人工智能企业等多方联合开发，最终知识产权归属需要进行明确。同时，未来可能在医疗领域会出现医生和人工智能交互过程中实现的创新，其创新成果也需要对知识产权进行界定，并从国家角度建立人工智能专利池，促进新技术的利用与扩散。

三、道德伦理面临挑战

由于人工智能在健康医疗领域使用训练数据的多样性有限，数据可能是不全面、不相关和不准确的，算法模型的设计也许会有编程人员的主观选择和判断，这就可能导致人工智能的结果影响个人权益，或者对某些群体造成歧视。另外，应用与产品的价格问题可能会加剧患者之间机会不平等，这些都会带来道德伦理的挑战。

因此，国家应该牵头对人工智能可能产生的医学伦理问题进行研究，加强对人工智能在医疗领域潜在危害与收益的评估。同时通过制定辅助诊断的衡量指标、规范数据的收集与分析、引入顶级专家的知识逻辑、建立垂直领域的权威标准平台等方式，防止数据带来的歧视和偏见。训练和设计过程中需要秉承广泛的包容性，充分考虑女性、儿童、残疾人、少数族群等易被忽视群体的利益。要不断优化算法，同时尽量让"黑盒"算法透明，确保算法的公平性。

四、技术成熟尚需时间

我国在基础理论、核心算法及关键设备等方面与发达国家存在较大差距，缺少重大的科技原创成果。当前，人工智能的很多底层技术仍处于研发阶段，很多问题并没有得到解决。例如，在超过 100 种的癌症中，人工智能技术目前仅能精准识别乳腺癌、宫颈癌、胃癌、肺癌、肝癌等少数病种，大规模突破还需时间。而手术机器人柔性控制模块、传感器等软硬件技术也尚不成熟。另外，目前的算法只能让人工智能帮助人类快速的自动执行（识别），却不能让其理解这件事本身，这需要更多算法上的新突破。因此，应该从关键共性技术研发、基础平台建设等方面强化技术部署，研发以感知识别、知识计算、认知推理、人机交互等为重点的关键共性技术，统筹建设人工智能创新平台，强化对人工研发应用的基础支撑，形成开放兼容、成熟稳定的核心技术支撑体系。

五、缺少复合型跨界人才

人工智能与医疗的融合增加了对复合型跨界人才的需求，只有既懂医疗又懂人工智能的复合型人才，才能做出创新。当前，高校的培养与市场需求存在断层，输出人才的数量远远不及市场需求量，缺少综合型跨界人才。人才的缺口造成了人工智能企业同质化现象严重，目前单纯影像 AI 公司就超过 50 家。因此，应重视复合型人才的培养，重点培养贯通人工智能理论、方法、技术、产品与应用等的纵向复合型人才，以及掌握"人工智能＋"经济、社会、管理、标准、法律等的横向复合型人才。加强产学研合作共建学科，鼓励高校、科研院所与企业等机构合作开展人工智能学科建设，开展创新型专业人才继续教育形式，建立公平合理的人才考评机制，有序推动人工智能＋健康医疗人才结构优化。

首先，从需求端看，近年来借助"互联网＋"，患者的就医效率和体验得到了极大提升，但医疗最大的痛点，即资源不均衡的矛盾并没有得到根本性地解决，与此同时人口老龄化进程加快、慢性病发病率走高等需求端的压力将进一步激化资源不均衡的矛盾。而 2017 年人工智能在智能导诊、语音电子病历、影像辅助诊断等环节所表现出的降本增效能力，可以将医生从繁重的重复性劳动中解决出来，使其专注于更有价值的事情，为解决资源不均衡提供的新思路，因此健康医疗有望成为未来人工智能发展最具潜力的领域之一。

其次，从市场空间看，根据埃森哲的预测，人工智能＋健康医疗的市场规模将从 2014 年的 6 亿美元增加到 2021 年的 66 亿美元，年复合增长率达到 40%。另外，医疗是一个数据密集型、脑力劳动密集型、知识密集型的行业，需要依赖强大的知识储备和处理分析能力进行判断、诊疗。医疗行业特征高度契合人工智能的技术优势，能充分发挥人工智能＋健康医疗高效率、低成本的核心价值，将人工智能技术赋能医疗行业的价值将是不可估量的。埃森哲预测了 2026 年人工智能在医疗领域最有价值的 10 个人工智能项目，总价值大约是 1500 亿美元。排在第一的项目是机器人辅助手术，特别适用于骨科手术，它可以将手术前医疗记录中的信息与实时操作指标结合起来，以指导和提高医生的仪器精度。排在第二的项目是虚拟护理助理，可以节省护士在非必要情况下探视病人的频次，也可以防止病人在不必要的时候跑到医院。排在第三的项目是协助行政工作的应用程序，它可以节省医生和护士宝贵的时间，减少非病人护理任务，譬如撰写处方等行政工作。

最后，从资本市场看，我国近年来投资市场火热，根据亿欧智库的统计显示，截至 2017 年 8 月 15 日，国内医疗人工智能公司累积融资额已超过 180 亿元，融资公司共 104 家；但从融资轮次上看，大部分的融资事件都发生在种子轮、天使轮及 A 轮这样的早期风险投资阶段，这表明行业内的公司大多还处在初创阶段，整个行业呈现出年轻化、集中度低的态势，尚未出现明显的独角兽或者垄断。从融资额度上看，更是可以看出非常明显的增长趋势，仅国内来说，千万级和亿级的融资事件占到了 65% 以上。从应用的细分领域看，根据火石创造的报告显示，治疗前阶段主要涵盖了辅助诊断、医学影像诊断、虚拟助手等领域，目前这部分是人工智能发展比较成熟的部分，特别是影像辅助诊断在某些领域准确率可以高达 98% 以上，大大缓解了影像科医生的工作强度。这一领域的公司是目前资本最活跃的部分，市场规模预计可以达到万亿。治疗阶段主要以药物研发、智能医疗机器人等应用形式出现，从全球的情况来看，人工智能辅助药物研发的公司比例相对较高，在研发周期长、投入大、失败率高等为特点的药物研发现状影响下，产业发展的需求量大，可达到千亿级的市场。在智能医疗机器人方面，目前医疗机器人全球做得比较好的是达芬奇机器人，国内也有部分初创公司在做这部分工作。人工智能结合医疗机器人的市场前景其实被广泛看好，在未来将是高速增长的一部分。治疗后及康复阶段的人工智能的应用有着覆盖范围广、应用场景多等特点，涉及健康管理、可穿戴设备、风险预测、信息化和数据管理等，有很大一部分都是消费级的产品，在未来可能会是增长规模最大的部分。

综上所述，人工智能本质上带来的是供给端生产力层面的核心变化，通过上述分析及腾讯研究院 2017 年 5-6 月开展的网络调查显示，有 49% 的人认为人工智能在医疗和诊断领域应该以人类为主，以人工智能为辅，可以看出，当前各方对医疗人工智能的接受度不错。因此，未来人工智能＋健康医疗在单点、纵深领域不断突破的同时，需要将各个散点的应用组合成更大的应用场景，发挥其更大的优势。

因此，我们认为未来人工智能在医疗领域大场景的应用，应该在以基层为核心的分级诊疗服务和以医院为核心的疑难重症诊疗服务场景上率先实现突破，充分发挥其优势，对医疗服务产生深远影响。

在以基层为核心的分级诊疗服务的场景中，未来居民在社区卫生服务中心进行定期常规检查，智能影像可以帮助基层医生判断某一用户可能存在一定风险，并利用智能辅助诊疗应用给出最佳的诊断和治疗方案建议，同时通过智能语音电子病历记录用户情况。若用户需要转诊，医生可利用智能导诊系统协助其完成一系列转诊预约工作，同样用户从上级医院转回时，可以和医生完成衔接。待用户回到家中，虚拟医生将针对用户情况持续进行健康教育，并关注用户健康数据对其进行健康风险预测，必要时及时通知家庭医生。同时，家庭医生在碎片时间也可以通过智能远程教育平台，通过虚拟病人等手段不断提升自己的服务水平。在这个场景中，涉及服务人员服务能力及效率的提升、多服务主体资源配置与协同、服务对象依从性管理等多个方面，通过人工智能为基层医疗赋能，持续把先进技术的红利输送给基层，形成完整的人工智能＋分级诊疗场景，为提升基层医生诊疗水平，实现中国的普惠医疗发挥更大的作用。

在以医院为核心的疑难重症诊疗服务场景中，未来一个病情复杂的癌症病人来到医院，医生在智能辅助诊疗系统的帮助下进行针对性的检查，实现快速确诊。该病人第一阶段需要手术治疗，医生在智能手术机器人的帮助下完成了单纯依靠人工难以实现的精准手术，在完成治疗的同时最大限度减少创伤。之后，病人开始"放疗＋药物"的治疗，智能影像为其勾画了精准放疗方案。同时，大数据和人工智能加速了药物研发过程，让治疗可选择的药物更多，在智能辅助诊疗系统的帮助下，为病人定制个性化的药物方案。同时，其服用的药物带有微型人工智能芯片，可监控药物疗效并传回必要的体征数据，通过对数据分析可以及时调整用药情况，进而达到最好的治疗效果。该病患的疑难重症诊疗涉及诊断、治疗、药物匹配与药效监控等多个层面，在人工智能的辅助下，将人类医生的核心智慧进行放大，两者相结合创造出来的新技术和新方法将大大提高诊疗质量，将为健康医疗带来突破性发展，攻克目前我们仅依靠人类医生无法解决的医学难题。

医学为人文与科学相得益彰的领域，人工智能在健康医疗领域的定位或许不应该是颠覆而应该是辅助。更好地去定位医护工作者的核心价值，构建一个有人工智能参与的新的医学伦理环境，是整个健康医疗行业未来的发展趋势。通过多方持续的共同努力，未来人工智能＋健康医疗一定会为医疗带来更深刻的改变，为我们带来更多的惊喜，让我们翘首以待！

第二节　智能化带给老人的"美好期许"

"人工智能＋健康养老"未来更多的是利于这种智能型平台打造一个生态产业链，基于老人的诉求，通过人工智能的介入，为老人提供医护康养、衣食住行、生活服务，甚至是决策类的帮助和服务。通常超预期、超高性价比的体验，让更多年轻子女为人工智能埋单。借助社会和家庭的认可和良好回馈，不断促进智能化健康养老产业朝向全新的模式发展。

一、人工智能包裹下的居家环境——超高性价比的体验

在这科技爆炸式发展的时代，人工智能已经悄然渗入人们的生活中。在"银发浪潮"的背景下，利用人工智能技术可以更好地为居家老人服务，即老人在日常生活中可以不受时间和地理环境的束缚，在自己家中过上高质量、高享受的生活。未来几年内，老人的居家生活可能会逐步被人工智能包裹。

1. 建设智能居家养老物联网感知体系

在老人家中配置环境监控设备、老人健康护理设备、老人日常生活服务设备。当老人在家意外受伤时，如摔倒、烫伤、煤气漏气、慢性病急性发作时等，老人可以通过佩戴的手腕式呼叫器和在家中低矮部位尤其是厕所安装的警报器发出求救信号，社区将派出专业人员进行抢救，并通过监控设备进行远程指导，连续动态地观察病人情况并立即开通绿色通道进行转诊。当面对疑难问题时还可以通过专家远程会议和会诊系统来解决。

2. 对家庭环境进行智能居家设计

老年护理最大的工作量就是日常生活照护，针对这一现象，智能居家通过利用高科技手段和设备有效地减少了护理工作量，同时还可以减少病人某些安全隐患的发生。

（1）智能居家内部环境设计

使用手机或者平板电脑安装智能安防系统可时刻掌握家中情况，有突发状

况如瓦斯漏气、进小偷等突发状况时可自动启动警戒装置并马上通知主人。环境控制系统可智能调节室内温度、湿度、地暖、净化空气监测等。智能灯光系统 $PM_{2.5}$ 可以转换成日常模式、电视模式、电影模式、娱乐模式。智能窗帘窗户系统中，窗帘可根据室内环境状况自动调节光线强度、空气湿度、平衡室温等，具有智能光控、智能雨控、智能风控三大特性，同时主人可以随时进行远程遥控；窗户针对失智老人具有防坠、隔音功能。安装恒温和感应水龙头，解决热水忽冷、忽热的问题。阳台上安装升降式晾衣竿，方便老人晾衣。家中座椅扶手上可以安装拐杖夹。家中墙脚处安装夜光灯，防止老人夜间上厕所跌倒。浴室、厕所安装防滑地板和数量不等的扶手，低矮处安装紧急报警器，使老人面临突发状况时能及时得到救助。

（2）智能居家外部环境设计

取消门槛，门宽要适应轮椅的宽度，建立无障碍通道；门把要安装杠杆式并且要配合轮椅的高度；电梯按钮要照顾轮椅病人，方便老人使用。

（3）智能居家生活设备

针对大小便护理可以安装智能马桶，其具有温水洗净、自动烘干、垫圈加热、抗菌除臭的功能，可以有效预防肛门皮肤处压疮和尿路感染；对于夜尿频繁的老人，为了减少夜间摔倒和疾病的突发，可以使用夜尿壶、移动式坐便器。入浴护理时，为防止老人在浴室滑倒和方便坐轮椅病人，可以选择坐式淋浴器，安装防滑地砖及若干数量的扶手。床上护理时，可以使用小棉袄电动床，其具有起背无挤压功能、起背防侧滑功能、起背防下滑功能、尿湿感应系统，以有效预防压疮，及时处理老人尿湿状况。针对老人进餐问题，子女可以通过手机 APP 网上订餐外卖到家，还可以让老人去社区大食堂进餐。

（4）智能居家医用设备

用药护理可以采用智能药盒，智能药盒可提醒老人服药时间、剂量，并且可以通过传感系统将服药情形发送到社区及家人的手机或电脑设备。佩戴心率、血压防水手环，不仅可以每天监测生命体征，还可以计步。足疗机可使老人在享受泡脚的同时还能进行脚底穴位按摩，既可治疗疾病，还可以保健。

二、基于人工智能、依托社区对居家老人开展新的服务模式——打造健康养老生态产业链

1. 社区与居家互补为老人提供服务

社区要配备专业护理团队及老年护理设备，根据社区管辖人数配备一定比例的医生、护士、药剂师、物理治疗师、语言听觉师、营养师、康复训练师、针灸按摩师及其他工作人员，这样可以针对不同老人的需要进行个性化、专业化护理。配备餐厅、机能训练室、理疗室、针灸按摩室、音乐室、诊疗室、谈话室、家属护理教室、普通浴室、特殊浴室、手工作坊室等，以解决老人在家不能解决的问题，有利于促进老人康复和减轻老人孤独感。上述都是对偏瘫、老年痴呆、帕金森病病人等自理能力差及需要康复功能训练的老年人提供的便捷、有效的途径。

居家老人可以买一些基本的智能医疗仪器，将这些具有无线传输功能的血糖仪、血压计、电子体温计、脉搏器等用于日常生活中，每日进行生命体征监测，将监测数据直接传送到所属社区医疗服务中心的老人电子档案中，社区护士会根据老人的健康状况制定相应的护理计划，如饮食、运动锻炼等，同时社区可针对不同老年病人制定个性化的康复护理计划，例如，偏瘫病人的肢体功能训练、日常生活训练；老年痴呆病人的智力训练、强化记忆训练等。社区还可以建立日托中心，照顾那些完全不能自理的老人。

2. 社区培养护理人才，满足老人各类上门服务需要

老年人可以在家通过物联网对讲机或者座机选择上门服务的内容，如助餐、助浴、助行、助医、助洁、助急等，并把每次护理人员监测的基本生命体征通过具有无线传输功能的血压、脉搏、呼吸、体温监测仪传输到所属社区的老人健康档案中，随时掌握老人的身体状况。人才培育方面，社区要培养各层次的

养老护理人员，分工明确，减少人力资源的浪费。通过查阅大量文献，社区可以借鉴澳大利亚的养老护理员的做法，澳大利亚的养老护理是从 1940 年开始正式兴起的，养老专业护理人员的培训体系逐步完善，由单纯的生活照料逐步演化成养老专业护士的培训，即针对护理工作细分为养老护理助手初级和养老注册护士、养老登记护士高级培训。养老护理助手的培训的主要内容为生活护理，也可根据需要进行注射、伤口处理等专业护理培训。高级养老护理人员培训除了初级护理培训内容外，还需要进行各类专职护士培训，如全科护士、临床护士、精神卫生护士、老年保健护士和心理治疗护士等，每类护士的职责相互不能替代，且要求所有护士需要本科或硕士毕业，具备独立开展养老护理的能力。这样才能满足老年人的各种需求而避免人才浪费。

3. 社区联系家庭与医院的转诊工作

一旦老年人急性发病，智能居家"手表"就可以发出警报通过物联网传达给社区，社区派出专业人员进行紧急抢救，有效实施院前急救，提高救治效率。社区还可以通过物联网进行远程监控，连续动态观察病人情况并立刻开通绿色通道进行转诊。

4. 物联网联合智能居家能够有效缓解居家老人的心理压力

大多数年轻人没时间陪在父母身边，子女可以通过视频亲情沟通系统和老人聊天，缓解他们的孤独感。当子女担心父母独自出去逛公园、买菜等日常活动时，可通过 GPS 定位随时掌握父母的动态，降低父母在家发生意外和外出走丢的风险。行走不便的老人还可以使用步行辅助车，子女不仅可以远程感应，而且可以计时计步，达到每日锻炼的目的。社区可以通过物联网对讲机及时告知老人社区举办的活动，家属可送老人参加社区活动，增进社会融入感。

未来，利用人工智能技术可以随时随地掌握老人的动态，弥补传统居家养老模式下老人在家发生意外不能及时被发现的不足，对老人的生命体征进行全面连续监测，及时掌握老人的病情变化，做到"三早"（早预防、早发现、早处理）；通过人工智能联合智能居家模式可以针对老人不同的服务需求进行不同层次的护理，从而优化养老模式，减少人力资源浪费。但人工智能与智能居家这一模式并不成熟，居家设计及设备需要耗费一定的财力、物力。养老专业人员整体素质偏低、人员短缺、结构不合理，社区团队的建设及养老专业人才的培育体制、机制不完善。这些都是需要努力改进的方向。解决我国人口老龄化问题还有很长的路要走，通过探讨人工智能联合智能居家的养老新模式，希望能对人口迅速老龄化所带来的养老窘境有所帮助。

第三节 人工智能将给养老产业带来"重生"——全新产业化发展黄金时期已到来

一、探索智能养老发展之路，历经 4 个时期，将要迎来黄金期

中国养老产业的发展在进入 21 世纪后，发生重大的变化，伴随中国老龄人口成倍递增，中国在 1999 年就已经步入老龄化社会的范畴。

20 万亿老龄服务市场待开发

中国老龄人口预计到 2025 年将突破 3 亿。中国老年人口的高龄化、失能化趋势日趋严峻，预计到 2050 年，80 岁以上高龄人口将突破 1 亿，约占老年人口总量的 1/4，此后将长期保持在 1 亿左右。失能和半失能人口也将从 2017 年约 3900 万上升至 2050 年约 8200 万。

2014 年，我国养老产业的市场容量为 4.1 万亿元，占 GDP 的 6.4%，但与美国 22.3%、欧洲 20.1% ~ 36.8% 的比例相比，仍有较大差距，预计到 2020 年，我国养老产业的市场空间将达到 7.7 万亿元，到 2030 年有望实现 22.3 万亿元。

如何更好地为老人提供更加全面的服务被迅速提上了日程，而依托科技力量和 AI 智能产品横空出世的智能养老，给中国未来的养老打开了一扇门，这种新兴的养老方式，凭借运用强大的物联网、互联网和较少的人力就可服务较多的老人而日益被社会各界人士认可和推崇，而国家也给予相关的养老机构最大

的政策支持。

二、AI 智能专家预言：人工智能将给老人生活带来五大变化

2018 年末，美国著名的《福布斯》对专注老人智能化产品的 AI 智能专家 Kuldip Pabla 进行了一次专访。在专访中，Kuldip 称，在 2019 年 AI 技术将会成为智能化老龄服务的核心，在 2019 年将会出现程序化护理平台、基于数字化的护理行业、老龄服务社区新型服务模式及大范围的语音智能产品和专业性较强的数据分析及预测智能化设施。

根据全球调查数据显示，再过 30 年，全世界老人数量将会攀升至 21 亿，相对于年轻的社会中坚力量和新生儿增长速度，老人将会成为增速最快的一个群体。K4Connect 公司作为一家专注老龄服务和智能化解决方案的科技型机构，公司工程师副总裁 Kuldip 称，社会对老人普遍存有误会，老人"不愿意或者不喜欢使用人工智能"是一种错误认知，而这种错误认知导致了众多科技型公司都忽视了老年群体的需求，从而导致专门针对老人的智能技术发展远远落后于年轻群体。

联合国一项数据显示，人口老龄化或将成为 21 世纪社会变革的重要推动剂，这一全球化社会现象将会影响到社会的金融、服务、劳动力分配等各个层面和行业领域。

Kuldip 坦言，人工智能技术或将给全球老人的生活带来 5 项巨变。

巨变一："数据化思维"成为潮流

目前，全球老人高达 10 亿，中国占约 30% 左右，而这个数据在今后的很长一段时间内还会持续上升。专业护理人员不足、无法给老人更好的生活照料等老龄服务劣势已日益凸显。这种逐渐蔓延全球的护理人员短缺现象将是全世界都将面临的巨大挑战。

随着 AI 技术的成熟，处于移动互联网发展前端的一些科技创新企业首先嗅

到了商机，借助科技来填补劳动力不足的缺口。但这并不表示人类会被 AI 代替，而是 AI 为这些护理型人员提供一个可靠的"帮手"，为老龄服务的发展提供全新的解决方案。AI 的盛行将会使老龄服务由人工密集型服务转向数字化智能服务。

巨变二：语音智能，逐渐蔓延全球

多数老人都对使用智能化产品存在一定的焦虑。而语音智能的推出或将改变这一现状。实际上，语音智能的发展已有 20 多年，在这个漫长的发展过程中，语音智能已经趋于成熟，但专门针对老人的类似服务却几乎是空白。

一些科技创新企业推出的专门针对老人的智能语音服务，让更多老人体会到智能产品的"简单易操作"。这种专业性强的老龄服务语音产品将会进入成熟阶段。这种语音提供的智能交互模式，不需要老人过多思考如何操作。

巨变三：智能化健康监管预测分析

老人普遍存在的问题就是健康的问题，在 2019 年，或许有更多老人会加入到基于智能网络的健康平台。这一健康平台会根据对老人持续的跟踪、健康数据上传及老人的日常饮食习惯进行关联，对老人的健康进行合理的干预和预测。鉴于对自身健康的关注，多数老人表示"愿意多花费一些时间去了解"产品和平台，这一平台或将成为老人加入"互联网大军"的入口。

巨变四：集成型护理平台

目前，专门针对老人提供的智能化平台相对较少，即便有，也普遍处于初级阶段，如只能为老人提供单一的产品或者服务类型。这样对老人而言，使用智能化的平台存在诸多问题，每操作一个项目都要打开不同的平台跟不同的平台人员建立链接，一方面浪费了老人的时间；另一方面也会加重老人对智能化的排斥情绪。

因此，在 2019 年，众多科技型 AI 老龄服务公司或将工作重心放到程序的整合和服务的整合上。

巨变五：崭新的老龄服务商业模式

Kuldip 表示，老龄化发展到一定阶段，必将带来商业模式的创新和变革。

到 2020 年，基于智能化老龄服务平台的成熟，将会衍生出新型的商业模式。随着智能化服务进入居家环境，越来越多的老人将会借助智能化平台为自己提供服务，因此，衍生出的众多网络服务端也会成为新型的商业形态，如专门针对老人的居家医疗、家庭送餐、老年大学、老人社交圈及商超购物版块等。

第四节 打造基于 AI 的老龄服务全生态产业链

2007 年，中国 60 岁以上老年人口占比 11.6%，此后老年人口数量不断上升，到 2017 年，中国 60 岁以上老年人口占比升至 17.3%。

随着老年人口增长，民政行业中养老产业相关社会工作种类不断衍生。2017 年，全国已有北京、天津、上海、江苏、浙江、安徽、福建、江西、山东、河南从省级层面出台养老护理员专项培养培训文件或方案，经过几年的发展，我国养老人才培养已基本形成学历教育和职业培训的两大人才开发体系。养老护理员是民政行业职业技能鉴定中全年人数最多的职业，高达 13 037 人，占鉴定总数的 75.5%。综合来看，养老护理员队伍培育主要有院校培养、政府依托基地培养、校企合作、校政合作、医企合作、养老企业和机构自行培养、社会组织培养、专业培训机构培养 8 类模式。

当前，中国养老模式的顶层设计已经形成，即"9073"养老模式：90% 的老年人在家中接受养老服务，7% 为社区短期托养，3% 为机构养老。

近年来，养老行业政策密集发布，其中，工业和信息化部、民政部、卫生计生委发布的《智慧健康养老产业发展行动计划（2017—2020 年）》提出，要利用物联网、云计算、大数据、智能硬件等新一代信息技术产品，实现个人、家庭、社区、机构与健康养老资源的有效对接和优化配置，提升健康养老服务质量效率水平。

综合当前养老产业各领域的发展情况，智能化养老产业的发展黄金期将至。

2020 年前后初步形成老龄产业政策体系的基本框架。老年人特别是城镇老年人及其子女的市场经济意识日益增强，购买老龄用品和老龄服务的观念开始形成，社会舆论也越来越关注老龄服务和产品的生产与供给，越来越多的生产服务商积极参与发展老龄产业，中央明确做出了大力发展智能化老龄产业的战略部署。预计到 2020 年前后，初步形成发展智能化老龄产业政策体系的基本框架，涵盖国家专项产业目录、土地、金融、税收、产业组织、物流、人员。

2025 年前后迎来老龄产业黄金井喷期的历史性拐点。在酝酿老龄产业这一概念之初，中国老龄产业的市场刚性有效需求主要局限在保健、医药等少数领域。经过 10 多年的积累和发展，在上述领域继续保持强劲势头的同时，老龄用品中的电子、助行、康复、护理器材、丧葬等市场刚性有效需求呈现良好发展态势，老龄服务中的老年病医院、老年护理院及居家服务机构成为老龄产业发展新的增长领域，老龄金融中的保险、理财和长期债券等领域也有了积极进展。预计到 2020 年前后将形成巨量中高端老龄产业有效刚性需求。产业的井喷取决于多种因素，但根本因素是中等收入群体的海量增长。据测算，到 2025 年前后，中国中等收入老年人群将海量增加，将占到全部老年人口的 6 成以上，预示着中国智能化老龄产业黄金井喷期的历史性拐点在 2025 年前后。在此之前，发展智能化老龄产业的全部努力可以视为迎接这一黄金井喷期的准备期。

2025 年前后将形成供需两旺的良好态势。未来，基于人工智能的中国老龄产业的市场供给将更加充裕。当前，由于只有部分刚性有效需求，智能化老龄产业的供给冲动被巨量无效需求所压抑。随着刚性有效需求的快速增长，预计在 2020 年前后，巨量市场供给将得到释放，人工智能老龄产业市场供求矛盾将得到缓解，但仍然潜伏巨量供给冲动，并在 2025 年前后随着黄金井喷期的到来得到充分释放。需要关注的焦点是，要跟踪有效刚性需求的变化态势设计产业的发展战略和运营策略，尤为重要的是在刚性有效需求战略的导向下发展有效产业链、培育成熟业态，为迎接黄金井喷期到来做好充分准备。

　　智能化综合服务平台将成为中国老龄产业发展的主流模式。中国老龄产业各板块将逐步形成协同发展的态势。目前的状况是智能化老龄服务市场先声夺人，老龄房地产炙手可热，老龄用品市场整体发展缓慢，老龄金融市场逐步觉醒。到 2020 年前后，智能化老龄用品业和老龄服务业将会有更好的发展，老龄金融业开始全面试水，老龄房地产业规范发展。到 2025 年前后，四大板块均呈现快速发展态势，但人工智能化老龄服务产业总量将远远超过老龄用品和老龄服务经济总量，老龄房地产经济总量难以估量。与发达国家的发展历史相同，中国智能化老龄服务发展滞后但具有后发优势，它是未来中国老龄产业的核心引擎，也是关系宏观经济运行基本面的基础产业和战略产业。

　　发展"人工智能＋健康养老"产业，可夯实健康中国战略，强有力地应对人口老龄化，为国内市场提供重要消费引擎，为传统养老产业转型升级带来全新的先发契机。经过近几年的蓄力，我国已具备加快发展人工智能的一系列优势条件和产业基础，在人工智能养老产业的推进上已经开始逐步赢超赶上，并开始在世界上占有一席之地。

　　深化"人工智能＋健康养老"要尽快行动，首先须厘清面临的问题——在"智能＋"与老龄服务行业融合崛起的风口，我们要综合分析老人的真正核心需求。例如，老年人在医护康养、生活方面需求最大，而与之配套的服务专业性较弱；精神慰藉方面的需求所占比例将会越来越大，这一方面的智能化配套服务和产品，市场前景是非常可观的；而健康照护方面需求的刚性和专业性最强，缺口也最大，这一方面或许将会更多地依托人工智能型机器人来不断完善。

　　在国家政策的积极推动下，智能养老产品和平台开始朝向老人生活照料和精神慰藉两个方向同步发展，这也正好契合了目前多数家庭和老人的迫切需求。这一阶段，某公司推出的所依智能机器人，利用 AI 技术，除了可为老人提供医护康养、生活服务等基础的智能服务外，还增设了人工智能化的陪伴服务，如通过陪聊、问答、远程视频、老友圈及子女远程监控等功能，减轻老人精神的孤独感，真正从老人的核心痛点——孤独和慢性病出发，打造出"比人更懂人"

的智能型综合服务操控平台。

　　未来中国养老的发展，单纯依靠企业或者政府都是不现实的，最佳的发展模式应该是借助智能化平台和全国各地的养老机构嵌入式结合，借助人工智能技术，将当地的社会资源、政府资源和商业资源进行高效整合，实现政企联动、企企合作，从而实现新形势下智能化老龄服务产业发展的共赢。

参考文献

[1] 耿爱生，王珂．英国"医养结合"的经验与启示 [J]. 华东理工大学学报（社会科学版），2016（5）：87-94.

[2] 工业和信息化部．促进新一代人工智能产业发展三年行计划（2018—2020 年）[A/OL].(2017-12-14)[2019-04-01].http://www.miit.gov.cn/n1146295/n1652858/n1652930/n3757016/c5960820/content.html.

[3] 工业和信息化部办公厅．关于印发《新一代人工智能产业创新重点任务揭榜工作方案》的通知 [A/OL].(2018-11-14)[2019-03-14].http://www.miit.gov.cn/newweb/n1146295/n1652858/n1652930/n3757016/c6489400/content.html.

[4] 国务院．新一代人工智能发展规划 [A/OL]. (2017-07-08)[2019-03-18]. https://baike.baidu.com/item/%E6%96%B0%E4%B8%80%E4%BB%A3%E4%BA%BA%E5%B7%A5%E6%99%BA%E8%83%BD%E5%8F%91%E5%B1%95%E8%A7%84%E5%88%92/22036716?fr=aladdin.

[5] 徐君，武东霞．国外"医养结合"养老模式的特点及其经验启示 [J]. 护理管理杂志，2017（3）：171-172.

[6] 徐楷明．浅析人工智能的应用于发展 [J]. 通讯世界，2019（1）：310.

[7] 张凯斐．人工智能的应用领域及其未来展望 [J]. 吕梁高等专科学校学报，2010，26(4):

79-80.

[8] 张逸龙，梅薇 . 智慧养老让"老有所依"更有温度 [J]. 宁波通讯，2018（19）.

[9] 中投顾问产业研究中心 .2019-2023 年中国人工智能行业深度调研及投资前景预测报告
     [M]. 深圳：中投顾问，2018.

[10] 中投顾问产业研究中心 .2019-2023 年中国人工智能技术应用深度调研报告 [M]. 深圳：
      中投顾问，2018.

[11] 邹蕾，张先锋 . 人工智能及其发展应用 [J]. 信息网络安全，2012(2)：11-13.